DE LA

PYLÉPHLÉBITE SUPPURATIVE

PAR

Paul THOMAS LE DIEN

Docteur en médecine de la Faculté de Paris

PARIS

HENRI REY, LIBRAIRE-ÉDITEUR

14 RUE MONSIEUR LE-PRINCE 14

1879

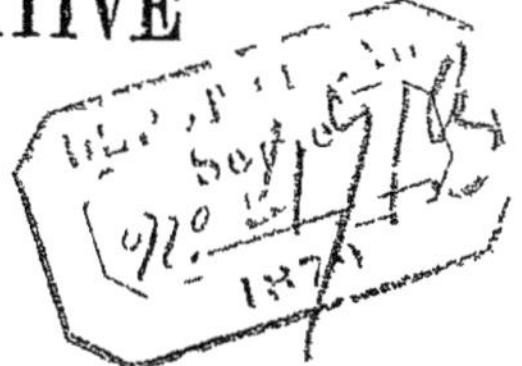

DE LA

PYLÉPHLÉBITE SUPPURATIVE

PAR

Paul THOMAS LE DIEN

Docteur en médecine de la Faculté de Paris

PARIS

HENRI REY, LIBRAIRE-ÉDITEUR

14, RUE MONSIEUR-LE-PRINCE, 14

—

1879

DE LA

PYLÉPHLÉBITE SUPPURATIVE

INTRODUCTION.

La pyléphlébite, malgré la modeste place qu'elle occupe dans nos traités classiques, a depuis longtemps éveillé la sagacité des observateurs par suite des obscurités que présente son histoire et de son extrême gravité. Presque tous les cas enregistrés dans la littérature médicale ont été des surprises cliniques. C'est que cette maladie habituellement secondaire peut rester latente ou se cacher sous le masque d'autres affections du foie auxquelles elle empruntera ses principaux symptômes. La péritonite qui tôt ou tard vient compliquer à son tour la pyléphlébite ajoute encore une cause d'erreur et crée même

dans certains cas des difficultés insurmontables :
« Le péritoine est-il primitivement atteint, ou
le processus morbide s'est-il propagé de l'organe
à son enveloppe, tel est le problème qui se présente au clinicien. Aucun signe pris isolément
n'a de valeur pathognomonique et c'est à peine
si leur ensemble permet de se prononcer d'une
façon catégorique. Lorsque, dans les circonstances
ordinaires, les faits sont d'une interprétation difficile, on ne peut songer qu'en second lieu aux
raretés (1). »

Au commencement du siécle Hunter, Sasse et
d'autres auteurs avaient ébauché l'étude de la
pyléphlébite, « mais Bichat le premier a montré
du pus dans le tronc de la veine porte et dans
les veines hépatiques et spléniques (1). »

Un assez grand nombre de faits furent ensuite publiés. C'était tantôt une cause nouvelle que l'on voulait ajouter à l'étiologie (Lambron, Cruveilhier, Hillairet, etc.), tantôt un
point anatomo-pathologique à mettre en lumière (Andral, Dance, Leudet, etc.), d'autres fois
l'auteur s'est efforcé de tracer une description
clinique (Frerichs, Bernheim, Leudet, etc.). Cette
dernière tentative n'a d'abord abouti qu'à montrer qu'il était impossible dans l'état actuel de la

(1) Tapret, thèse inang., 1878.

science de distingner pendant la vie l'inflammation suppurative de la veiné porte de la péritonite et de l'hépatite (1). Les observations se mul-
tiplièrent et furent bientôt assez nombreuses[t]
pour permettre à Frerichs d'en tirer un tableau
symptomatique exact et saisissant ; peut-être ne
représente-t-il pas complétement toutes les va-
riétés cliniques.

Leudet dans ses cliniques à l'Hôtel-Dieu de
Rouen, donne des exemples de pyléphlébite consécutive à une angiocholite calculeuse et à un
kyste hydatique (Charcellay, Laboulbène), insiste
sur la longue durée de cette affection et termine
en disant que « les frissons à retours irréguliers,
incessants et l'ictère sont les symptômes les plus
caractéristiques. »

Dans ces derniers temps [M. Bernheim (2), à
propos d'un cas de pyléphlébite observé à l'hôpital St-Charles à Nancy, discute avec un grand
sens clinique les différentes phases anatomi-
ques et symptomatologiques de la maladie et
adopte l'opinion de Traube sur la valeur de la
fièvre à cycle intermittent ou rémittent dans les
suppurations du foie.

(1) Fauconneau-Dufresne, Mém. sur l'influence du système
porte abdominal.

(2) Bernheim, Revue méd. de l'Est, 1872, Clin. de l'hôpital
Saint-Charles à Nancy.

En prenant cette affection pour sujet de notre thèse inaugurale, nous avons voulu montrer :

1° Que le dernier mot n'était pas dit sur l'étiologie;

2° Que sa marche peut être aigue ou chronique;

3° Que l'étude minutieuse de ses symptômes peut fournir les éléments d'un diagnostic certain.

CHAPITRE I.

Le mécanisme de la pyléphlébite est facile
à déterminer. C'est habituellement une phlegmasie secondaire partant soit des origines capillaires de la veine ou de ses grosses racines,
soit de son tronc ou de ses terminaisons intra-
hépatiques. Dans d'autres cas, la cause immé-
diate est moins évidente ; l'inflammation succède
à celle d'un organe éloigné, et il est impossible
de suivre les voies de la propagation. Toute la
pathogénie paraît résider dans une altération
primitive du sang ayant amené une thrombose,
puis une phlegmasie. Il y aurait, à côté de la pyléphlébite par propagation d'origine pariétale,
une affection identique, de cause dyscrasique;
nous aurons à revenir sur ce point en discutant
une de nos observations.

A. — *Pyléphlébite partant d'une grosse racine
de la veine.*

Frerichs n'en cite qu'un cas qu'il a emprunté

à Lambron (1). Il n'est point nécessaire de faire intervenir dans sa pathogénie l'inflammation d'un organe voisin, puisque la mésentérique supérieure avait été intéressée directement par un traumatisme. Un individu fort et bien constitué entre à l'hôpital avec des douleurs intra-abdominales, de la constipation, des envies de vomir; il a des frissons irréguliers; peu à peu ces phénomènes deviennent plus inquiétants, l'état général s'aggrave et il succombe dans le marasme, au bout de vingt-cinq jours. A l'autopsie on trouve une pyléphlébite suppurée : « il sort de la veine porte un flot de liquide lie de vin. En suivant les divisions de cette veine, on trouve sur le tronc de la mésentérique supé rieure un corps étranger que l'on reconnaît aussitôt pour une *arête de poisson*. Celle-ci implantée dans la tête du pancréas traverse obliquement de haut en bas et d'avant en arrière la paroi antérieure de la veine, plonge dans sa cavité et s'est engagée de 1 ou 2 millim. dans la paroi postérieure de ce même vaisseau. »

Dans d'autres cas la veine splénique a été prise la première : Frerichs l'examine chez un malade ayant succombé avec un abcès de la rate;

(1) E. Lambron, Obs. d'infl. des veines du foie, Arch. gen. de med., 1842.

il trouve ses parois rugueuses, recouvertes de pus, quelques-unes de ses ramifications plongent dans le foyer de l'abcès. A l'intérieur, des caillots s'étendent jusque dans la veine porte. Un autre malade observé par Waller (1) meurt à la suite d'une pleurésie gauche, on trouve en même temps un abcès de la rate et une inflammation de la veine porte.

B.—*Pyléphlébite partant des origines de la veine.*

Les lésions de l'appendice iléo-cæcal sont la cause la plus fréquente et la mieux connue. Qu'elles se bornent à une inflammation propagée au péritoine voisin ou qu'elles aboutissent à une perforation plus ou moins large, elles peuvent produire la pyléphlébite :

1° Par la thrombose des ramuscules veineux au delà de la lésion.

2° Par leur inflammation suivie d'une propagation régulière aux gros troncs.

A la première variété se rapporte une observation de Mohr (2), dans laquelle on trouva de véritables bouchons fibrineux dans les radicules

(1) Walter Zeitsch der Gesellsch. der Aerzte in wien, III, 1848, p. 385.
(2) Mohr, Medic. Cent. Zeitung, IX, Jahrb, n° 19.

veineuses avoisinant l'appendice ; à la seconde le
fait de Buhl (1) dans lequel il y avait une péritonite de voisinage ; ceux de Waller (2) et de
Bernheim (3), remarquables par les perforations
de l'appendice iléo-cæcal et la communication
des veines avec les abcès voisins.

L'origine peut être beaucoup plus haut ou
beaucoup plus bas. Bristow (4), Frerichs et
Bamberger (5) ont vu la veine porte enflammée
à la suite d'ulcérations gastriques ; Borie (6) a
trouvé la même lésion à la suite d'une fistule
recto-uréthrale et Leudet l'a observée consécu-
tivement à une rectite traumatique.

La maladie peut même avoir son origine en
dehors des viscères abdominaux, dans un des replis du péritoine. Buhl (7) a trouvé en même temps
qu'une péritonite limitée au voisinage des veines
mésaraïque et splénique une ulcération inflammatoire de la veine porte. Les lésions du mésentère produisent plus fréquemment encore
des phénomènes analogues : le fait s'explique
par la présence de deux facteurs que nous ne

(1) Bull, Zeitschrift fur ration. Med., 1854. p. 348.
(2) Waller, loc. cit.
(3) Bernheim, loc. cit.
(4) Bristow, Trans. of the patholog. Society, t. IX, p. 279.
(5) Bamberger, Krankheiten der Digestionsorgane, p. 285.
(6) Borie, La Clinique, 2 mai 1829
(7) Buhl, loc. cit.

pouvons pas rencontrer ailleurs : la péritonite limitée et l'adénite des ganglions voisins. Budd (1),
Leudet (2), Virchow (3), Hillairet (4) en ont
rapporté des cas intéressants ; notre observation II en est un nouvel exemple : un des ganglions avoisinant le hile du foie, devenu caséeux
avait amené successivement l'inflammation et
l'ulcération du tronc-porte.

C. *Pyléphlébite partant des rameaux intra-hépatiques.*

Dans le plus grand nombre des cas publiés, dit
M. Leudet, c'est aux origines mêmes du vaisseau,
dans le tube digestif, la rate et les glandes qu'il
faut rechercher les causes de la phlegmasie. Il
n'en est pas de même dans les faits que nous
étudions ici ; les racines de la veine porte, et quelquefois le tronc même de ce vaisseau demeurent
étrangers à l'inflammation.

Les calculs biliaires sont la cause la plus ordinaire : Dance (5) en a rapporté une observation, qui peut-être n'est pas trop concluante : il
y avait destruction du canal cholédoque, inflammation et ulcération des veines voisines.

(1) Budd, Diseases of the liver, p. 176.
(2) Leudet, loc. cit
(3) Wirchow, Gesam. abhand., p. 572.
(4) Hillairet, Union méd., 1849, p 262.
(5) Dance, loc. cit.

« On trouve en même temps que des suppurations secondaires s'étaient développées dans la veine temporale, dans la parotide, dans le muscle deltoïde, dans les articulations du coude et de l'épaule. » Ces lésions eussent été constatées à la suite d'une plaie ou d'une ulcération siégeant ailleurs que sur les voies biliaires que le diagnostic anatomique eût été infection purulente. Doit-on rejeter la pyléphlébite primitive, admettre la présence du pus dans la veine porte et ses branches sous l'influence de l'état général et supprimer l'influence de la lésion voisine ? Le fait n'y autorise guère ; il est plus simple d'admettre que la thrombose veineuse s'accompagne parfois de désordres éloignés, d'infarctus viscéraux, de phlébite, de suppurations étendues. C'est une complication grave qui hâte d'autant la terminaison de la maladie.

D'autres observations de pyléphlébite simple ayant pour point de départ ces angiocholites calculeuses ont été rapportés par Contesse, Budd, Lebert (1), Quenu, Leudet. Ce dernier auteur a vu un kyste hydatique qui semblait s'être ouvert dans une branche de la veine porte dont il avait amené l'inflammation. Ces calculs biliaires et ces kystes hydatiques peuvent détermi-

(1) Liebert, Traite d'anat path., 1861, t. II.

ner une phlébite suppurative sans inflammation
ulcéreuse préalable (Quenu).

L'inflammation de la capsule de Glisson à l'entrée de la veine porte dans le foie peut être incriminée. Schœnlein (1) en a publié un cas intéressant que nous rapportons à la fin de ce travail.

D. *Pyléphlébite consécutive à des lésions éloignées.*

Outre les formes de pyléphlébite dont nous avons parlé jusqu'ici. dans lesquelles le développement est plus ou moins évident, il y en a d'autres dont le point de départ est toujours indéterminé. Ici doivent se ranger les observations de Balling (2), de Reuter (3), etc. On a accusé comme causes occasionnelles, le refroidissement, l'usage du thé, du café, des épices et des drastiques, les boissons alcooliques ; mais ces assertions manquent de preuves solides et trouvent leur réfutation dans l'extrême rareté de la maladie, bien que ces causes agissent sur des milliers d'individus.

Nous ne saurions partager complétement le scepticisme de Frerichs sous ce rapport. Dans notre observation I, à laquelle nous avons déjà fait allusion, nous avons eu affaire à un alcoolique

(1) Schœnlein, Klin. Vertrage de Gutenback, Berlin, 1842.
(2) Balling, zur Verentzundung, 1829, Pfort 1851.
(3) Reuter, Heber Die Entgund.

de 55 ans solidement bâti, entré à l'hôpital pour
une pneumonie. Tout marcha normalement pendant une dizaine de jours, puis au bout de ce temps
survinrent de grands frissons et l'état général
devint de plus en plus mauvais, et enfin le malade
succomba; l'autopsie nous donne, comme rai-
son des derniers jours, une pyléphlébite suppurée
s'étendant aux divisions veineuses intra-hépatiques. Quelle en était l'origine ? Il nous fut impossible de rien découvrir dans les viscères ou
leur enveloppe. Force fut d'admettre une inflammation autochtone de la veine porte à laquelle il
était bien difficile de trouver une cause ; cepen
dant si nous réfléchissons aux antécédents peu
favorables, à l'inflammation aigue du poumon
qui venait d'évoluer, il nous sera impossible de
ne pas songer un instant à une modification dans
les rapports normaux des éléments du sang. On
serait d'autant moins autorisé à admettre une
thrombose cachectique que celle-ci n'a point été
observée jusqu'ici dans des affections plus débi-
litantes que celle dont il s'agissait. Cependant la
formation spontanée de caillots dans le cœur et
les vaisseaux n'est pas rare dans la pneumonie.
Leur présence dans un ou plusieurs ramuscules
intra-hépatiques ne paraît nullement absurde :
c'est la seule cause plausible de l'inflammation
finale.

CHAPITRE II.

ANATOMIE PATHOLOGIQUE.

Lorsqu'une ulcération de l'estomac et de l'intestin, une adénite caséeuse des ganglions mésentériques ou épiploïques se produisent au niveau d'un rameau de la veine splénique ou des mésaraïques, un travail inflammatoire se développe dans la paroi adventice de ces veines (périphlébite), gagne la tunique interne et provoque rapidement une thrombose. Il peut arriver que le processus se propage à la veine : si un caillot n'est pas déjà formé quand la veine est ainsi ouverte, une hémorrhagie survient et l'on n'a plus à s'inquièter de la pénétration du pus dans cet orifice.Ce qui est surtout à craindre c'est la formation d'une embolie ou la propagation de l'inflammation à toute la veine et de là au tronc porte. Cette périphlébite subira la loi commune dans son évolution et aboutira presque toujours à la suppuration. On constatera des lésions portant soit sur le système porte tout entier, soit sur le tronc de la veine,soit sur une de ses racines ou

de ses branches. La veine porte n'est pas altérée
au même degré dans chacun de ses départements.
Toutes les veines affluentes sont dilatées et
forment un riche réseau ; il est facile de faire
circuler le sang d'un point à un autre, partout où
la phlébite ne s'est pas étendue ; les vaisseaux
atteints forment des cordons noueux grisâtres,
durs dans certains points, mous et fluctuants
dans d'autres. Le tronc est ordinairement masqué par les organes de voisinage que la péritonite a réunis par des adhérences à la face inférieure du foie. A l'ouverture de la veine il s'é-
coule, ici un liquide rougeâtre ou lie de vin mélangé de sang et de pus, là c'est un caillot rouge
nouvellement formé ou un bloc fibrineux ancien.
blanc grisâtre à la périphérie, jaunâtre et ramolli au centre ; ailleurs c'est du pus tantôt crémeux et louable comme dans un abcès, tantôt
grumeleux, liquide ou pâteux.

C'est sur une coupe du foie que l'on juge le
mieux les nuances et les altérations et du
contenu veineux. Il semble que certaines branches de la veine porte, celle du lobe droit en
particulier, ont été injectées avec une bouillie de
plâtre ou de mastic. Le calibre de ces branches
est augmenté de volume ; dans certains points la
dilatation est considérable, la veine paraît se
perdre dans une cavité, sorte de dilatation am-

pullaire appendue aux extrémités de la veine (Quenu) et considérée par certains auteurs comme de véritables abcès hépatiques. Toute la branche droite peut être ainsi envahie par la suppuration quand la branche gauche est simplement le siége d'une thrombose. Il est des cas (et notre observation II en est un spécimen) dans lesquelles les lésions étaient presque localisées au tronc porte; le tissu hépatique du hile participait seul à l'inflammation.

D'autres fois c'est une des deux branches de bifurcation (observation I) qui est enflammée et injectée de pus. Le tronc porte est encore perméable et dans la branche gauche le sang circule librement ou est coagulé sur place. Si toutes les branches sont remplies de pus (observation d'Hillairet) il arrive parfois que la phlébite est disséminée et ne porte que sur quelques rameaux; on a alors de petits foyers purulents qui ont la plus grande analogie avec les abcès métastatiques (observation de Mohr). Ces abcès peuvent augmenter de volume aux dépens du parenchyme hépatique de voisinage et atteindre le volume d'une orange. (Observations de Waller, de Buhl, etc.)

Au niveau des caillots récents, les parois veineuses ne présentent que peu d'altérations; la tunique externe est augmentée d'épaisseur, infiltrée d'éléments embryonnaires qui lui donnent un acpect lardacé. L'inflammation ne reste pas longtemps cantonnée dans cette tunique, et là où les caillots sont décolorés on trouve la membrane interne de la veine tomenteuse et végétante; ses éléments constituants sont entourés de cellules lymphatiques semblables à celles qui infiltrent la tunique adventice.

Dans certains points le travail d'organisation intra-veineux se poursuit jusqu'à l'adhésion des parois (phlébite adhésive). La couche moyenne est comme étouffée par les deux autres, on voit par l'état granuleux et le ratatinement de ses fibres-cellules qu'elle réagit peu et dégénère. Autour de la veine se fait une zone hyperplasique d'envahissement ou de défense.

En dehors du foie c'est le moment de la péritonite ; dans le foie c'est le commencement de la résorption du tissu périveineux qui permet la dilatation des vaisseaux. Les lobules hépatiques en contact avec la tunique externe de la veine se trouvent infiltrés de ces éléments de nouvelle formation ; les cellules hépatiques comprimées de toutes parts s'aplatissent, se résorbent et laissent à leur place des éléments embryonnaires des globules purulents. Ainsi s'explique l'inégalité de la dilatation de la veine suivant les ondulations de cette zone de résorption.

Le processus destructeur continue son évolution, les parois veineuses, ayant perdu leur résistance, se détruisent et se rompent. Telle est l'origine de ces nappes purulentes enkystées par la péritonite que l'on trouve au niveau du hile du foie (observation de Budd et notre observation II), de ces abcès énormes qui n'ont pour paroi que le tissu hépatique sans membrane pyogénique proprement dite.

La zone limitante est toujours semblable à celle que nous avons décrite autour des veines au début du processus ; c'est une sorte de tissu conjonctif embryonnaire. On trouve souvent dans ces vastes abcès des débris flottants de la paroi des veines.

Nous ne reviendrons pas sur les lésions qui ont amené la pyléphlébite ni sur celles qui en sont la conséquence ; la péritonite seule doit être signalée comme lésion secondaire. La pleurésie observée par Bernheim s'explique par la propagation de l'inflammation du péritoine à la plèvre, suivant la loi de Godelier, sans qu'il soit nécessaire de faire intervenir la cachexie ultime.

« Il est rare, dit Frerichs, de voir la métastas dépasser le foie ; sur vingt-cinq cas il n'y en avait que quatre avec des foyers purulents dans les

organes éloignés. » La pyléphlébite ne peut-
elle pas au même titre que bien d'autres lésions
se compliquer d'infection purulente?

CHAPITRE III.

SYMPTÔMES.

La pyléphlébite n'est presque jamais spontanée; lorsqu'elle apparaît dans le cours d'autres affections dont le siége principal est l'abdomen, c'est ordinairement à titre d'accident imprévu, et on ne peut le plus souvent indiquer le moment précis de son éclosion. Tantôt c'est au milieu de phénomènes morbides (typhlite et pérityphlite, colite ulcéreuse, ulcère de l'estomac, inflammation des voies biliaires, de la rate, du péritoine, des ganglions mésentériques et épiploiques) déjà très-accusés qu'elle se déclare; tantôt c'est lorsque l'affection primordiale a déjà parcouru ses étapes; le malade touche à la convalescence, mais il n'y entre pas franchement; la fièvre n'a pas complétement cessé, l'état général reste mauvais. Si comme dans notre observation I on a affaire à une phlegmasie pulmonaire droite, quand apparaîtront les frissons, la fièvre et la douleur, on sera plus porté à craindre une hépatisation grise qu'une suppuration porte.

Quoi qu'il en soit, c'est habituellement par une douleur plus ou moins vive, assez mal localisée au niveau du foie, que débute la phlébite porte. Cette douleur est augmentée par une pression forte exercée du bout des doigts en un point intermédiaire à l'épigastre et à l'hypochondre droit. Le ventre est un peu augmenté de volume ; la paroi abdominale est tendue et rénitente ; les veines sont à peine dessinées à sa surface ; il existe un peu de tympanisme stomacal et intestinal.

Quelques nausées suivies de vomissements peuvent apparaître dans la première journée ; mais elles sont plus fréquemment observées un peu plus tard et sont constantes au décours de la maladie. Un frisson habituellement assez violent suit de près l'apparition de la douleur et la précède même quelquefois. Le stade de chaleur et celui de sueur succèdent assez régulièrement au frisson. C'est un véritable accès de fièvre intermittente auquel fait suite un état febrile continu, entrecoupé par de nouveaux accès d'intensité variable suivant la marche de la maladie. Quand la pyléphlébite prend le caractère septicémique, comme chez un malade dont nous rapportons l'histoire (observation I), les accès sont de plus en plus violents et laissent derrière eux de l'agitation et du malaise ordinairement accompagnés d'une angoisse inexprimable. Peu a peu les traits s'altèrent, les yeux s'excavent, les

joues sont plaquées, la peau prend une teinte
subictérique, le ventre se météorise et perd
sa sensibilité. La respiration est précipité et
courte, le pouls rapide et vibrant, la langue
sèche, l'appétit nul ; les secrétions se font pé-
niblement, l'urine ne contient pas habituelle-
·ment de pigment biliaire ; le taux de l'urée est
très abaissé. En quelques jours l'amaigrissement
est considérable, la prostration devient extrême,
l'algidité s'annonce par de la somnolence qu'in-
terrompent quelques excitations délirantes ou
convulsives. Les frissons ont disparu, une
sueur froide et visqueuse recouvre tout le
corps ; sous la teinte jaune de plus en plus foncée
des téguments apparaissent des marbrures livides. Le pouls est misérable et irrégulier, on en-
tend à peine les battements du cœur ; puis surviennent les pauses respiratoires ; l'urine n'est
plus secrétée, il y a des évacuations involontaires
et le malade meurt dans le collapsus.

L'évolution est loin d'être toujours aussi rapide : les accès de fièvre se répètent et sem ·
blent prendre le type franchement intermittent. Le foie et la rate se tuméfient ; la
douleur que l'on déterminait à leur niveau se
diffuse dans l'abdomen ; du hoquet, des nausées, des vomissements, un certain degré de
constipation annoncent l'inflammation du péri-

toine. Mais il est rare que cet accident prenne immédiatement des proportions inquiétantes ; ce sont les phénomènes d'hecticité qui l'emportent : amaigrissement, perte des forces, diarrhée abondante, teinte subictérique, fièvre continue à exacerbations vespérines, œdème des membres inférieurs. Et quand, en quelques semaines, le malade est arrivé à la consomption, le délire et le coma précèdent la mort.

A titre de fait exceptionnel, la pyléphlébite se rapproche plus encore de l'infection purulente proprement dite par ses complications pleuropulmonaires et articulaires. Dans notre observation II, la péritonite semblait être toute la maladie, l'épisode initial appartenant à l'affection qui engendra la pyléphlébite ne pouvant pas faire soupçonner la caséification des ganglions qui entourent la veine porte et l'ulcération consécutive de cette veine.

CHAPITRE IV.

VALEUR SÉMIOLOGIQUE DES SYMPTOMES.

§ a. — *Fièvre.*

La fièvre dans certaines affections hépatiques
et surtout la fièvre à accès intermittents, depuis
un demi-siècle a beaucoup excité la curiosité
des observateurs. La rate ne fut plus l'unique
organe capable d'engendrer la périodicité dans
la fièvre; et sur des faits minutieusement enregistrés on établit la fièvre intermittente hépatique.

Dès 1820, C.-R. Pemberton avait noté l'existence de ces accès fébriles au moment du passage
des calculs dans les voies biliaires. Peu après,
Budd signala des faits semblables, et, pour cet
auteur, la pathogénie de ces accès devait avoir
quelque analogie avec celle de la fièvre que paraît provoquer le passage de la sonde dans le
canal de l'urèthre. C'est Monneret qui, le premier en France, a appelé l'attention sur ce phénomène important; mais à M. le professeur
Charcot revient l'honneur d'avoir précisé les ca-

ractères de cette fièvre ; d'avoir montré les conditions presque indispensables à la production
des accès et d'en avoir enfin tirélavaleur clinique
dans les affections des voies biliaires.

Lorsqu'il s'agit de l'inflammation suppurative de
la veine porte, la plupart des auteurs se contentent
d'une simple constatation du fait : chaque observation de pyléphlébite que nous trouvons dans les
recueils mentionne des accès de fièvre à répétition. N'y a-t-il pas là un signe important à
mettre en évidence? « La formation du pus dans
la veine porte se manifeste comme dans les autres
formes de phlébite par un frisson qui, le plus
ordinairement, indique le début d'accidents graves. Ce frisson reparaît de temps à autre et peut
prendre un type assez régulier pour faire croire
à l'existence d'une fièvre intermitente... Le plus
souvent les accès de frisson affectent bientôt une
marche irrégulière, reviennent plusieurs fois
dans la journée ou se suspendent pendant quelque temps pour reparaître plus fréquemment et
avec plus d'intensité. » Sans s'attacher spéciale-
ment à la maladie qui nous occupe, M. Rendu
dit (1) que « le véritable caractère du mouvement
fébrile dans les affections du foie est la rémit-
tence. »

(1) Dict. encyc., art Foie, p. 694.

L'interprétation de cette périodicité des accès a été longuement discutée. Pour M. Charcot « la condition sinon indispensable au moins la plus favorable à leur éclosion est l'irritation du canal cholédoque produite soit par un calcul. soit par un corps étranger quelconque. »

Dans la pvléphlébite on ne peut invoquer un pareil mécanisme. L'influence paludéenne, qui intervient si à propos dans les cas d'hépatite circonscrite, ne figure pas ici au chapitre étiologie. Doit-on alors tout rapporter à une sorte d'auto-infection? Il est bien difficile de ne pas lui attribuer une part prépondérante quand on compare cette fièvre rémittente à celle que provoque la pyohémie. Mais on ne pourra pas plus se défendre de l'idée d'une participation occulte du parenchyme hépatique au retour périodique des accès. Il est vraisemblable aussi que les phlegmasies secondaires, au nombre desquelles compte la péritonite, ne sont pas sans modifier plus ou moins les allures de la fièvre.

La fièvre de la pyléphlébite revêt deux formes qui nous semblent assez en rapport avec l'étendue et le siége des lésions. Toutes les fois que l'inflammation est limitée au tronc ou aux racines de la veine porte, la fièvre prend le caractère rémittent avec rémission matinale et exacerbation vespérine ; chaque élévation thermique n'est pas annoucée par un frisson : celui-ci apparaît irrégulièrement et semble marquer *les étapes successives* de la maladie. La période de chaleur est souvent la plus longue ; au stade de froid succèdent des sueurs profuses. Les formes lentes débutent souvent ainsi et laissent croire très exceptionnellement à une fièvre intermittente contre laquelle échoue toujours le sulfate de quinine. Après quelques accès, la fièvre s'installe et reste continue à la manière des fièvres hectiques.

Au contraire, l'invasion des rameaux intra-hépatiques provoque des accès tout à fait intermittents, qui cependant se distinguent des accès palustres par le moment de leur apparition ; ils correspondent, en effet, tantôt à la première, tantôt à la seconde moitié du nycthémère, alors que doivent finir les vrais accès maremmatiques et sont loin de présenter une régularité parfaite et une évolution toujours identique à elle-même (Rendu, loc. cit.). Souvent ils reviennent sans périodicité marquée ; et dans quelques cas ils impriment à la maladie un cachet pernicieux du plus haut intérêt (obs. I.). Peut-être même a-t-on considéré comme fièvres pernicieuses hépatiques vraies, des fièvres symptomatiques de ces suppurations diffuses intra-hépatiques.

§ b. — *Douleur*.

Il faut nettement séparer la douleur de la pyléphlébite de celle qui existe du fait de la maladie causale et aussi de celle qui appartient aux
complications. La distinction sera facile quand,
par exemple, la douleur qui a annoncé l'inflammation du cæcum montera de la fosse iliaque
vers l'hypochondre droit. Mais si elle existait
primitivement au creux épigastrique, il n'y aura
guère qu'un léger déplacement à droite qui
pourra aider à ce diagnostic délicat; à moins que,
s'il s'agit d'un ulcère rond de l'estomac, la douleur ne se présente sous son aspect pathognomonique, douleur pongitive, xiphoïdo vertébrale.
Plus grande encore sera la difficulté lorsqu'il
surviendra de la péritonite et que cette péritonite circonscrite d'abord au-dessus de l'ombilic
(obs. I), s'irradiera dans tout l'abdomen. La
palpation ne pourra déceler alors ce qui appartient au foie que par la constatation d'un point
maximum, et l'on sait combien est variable et
trompeuse l'intensité de la douleur de la péritonite. « Cette douleur épigastrique, dit Leudet, (et
nous avons pu vérifier l'exactitude de ces détails),
est accusée d'abord par les malades comme une
douleur sourde, gravative, spontanée, existant
au creux épigastrique, se prolongeant vers l'hy-

pochondre droit et augmentant par la pression.
Peu à peu, avec les progrès de la maladie, la
douleur épigastrique devient plus marquée; il
s'y joint d'abord une douleur abdominale géné-
ralisée résultant de la phlegmasie du péritoine,
puis une douleur gravative dans l'hypochondre,
lorsqu'apparaît le développement morbide du
foie et de la rate. »

L'hépatalgie ne manque jamais dans la pyléphlébite; et si, contrairement à l'opinion d'Oppolzer, ses caractères ne sont pas assez tranchés
pour l'élever à la hauteur d'un signe, elle four-
nira, dans tous les cas, un appoint considérable
au diagnostic.

§ c. — *Etat du foie.*

Frerichs signale l'augmentation de volume du
foie dans les trois quarts des cas. Chez nos deux
malades, la matité hépatique ne nous a pas paru
plus étendue qu'à l'état normal, et à l'autopsie,
nous avons constaté une légère hypertrophie qui
ne pouvait être justement appréciée par l'examen clinique. Nous n'avions pas affaire à de
véritables abcès circonscrits développés dans
l'épaisseur et aux dépens de la glande, et c'est à
la présence seule de ces collections purulentes que
Frerichs attribue l'exagération de volume du foie.

La rénitence de l'abdomen, la douleur hépatique et la participation de la séreuse à l'inflammation masquent les dimensions réelles de cet organe et souvent même en empêchent l'exploration. Ajoutons que dans certains cas, son bord est senti très-nettement à plusieurs travers de doigt au-dessous du rebord des fausses côtes et qu'il est facile alors de provoquer la vraie douleur hépatique.

§ d. — *État de la rate.*

Les mêmes causes d'erreur se retrouvent lorsqu'il s'agit d'évaluer le volume de la rate.

On comprend facilement que l'oblitération rapide de la veine porte doit entraîner une tuméfaction de cet organe. Les voies de retour par les plexus vertébraux, les veines sous-cutanées abdominales et les veines portes accessoires n'ont pas encore eu le temps de s'établir. Il y a d'abord congestions des viscères et c'est à ce moment que la production d'une certaine quantité de liquide ascitique est possible, que des ecchymoses intestinales sous-muqueuses peuvent se produire.

Il n'est pas rare de rencontrer la rate enveloppée d'une capsule épaisse, fibreuse, quelquefois même fibro-cartilagineuse, à l'autopsie de sujets morts d'affections n'ayant aucun retentissement sur cet organe. Cette sorte de périsplénite qui envoie souvent des prolongements dans l'intérieur du parenchyme s'oppose au gonflement de ce viscère. Dans la cirrhose, par exemple, cette altération prive quelquefois d'un des signes les plus importants de l'affection.

Ici, ce n'est pas la seule cause qui empêche l'intumescence de la rate, essentiellement subordonnée à l'imperméabilité de la veine splénique; les auteurs signalent la prolongation possible du caillot oblitérant jusque dans les veines tributaires du tronc porte. Nous n'avons rien observé de semblable chez nos deux malades. Quand la tuméfaction de la rate se produit, le malade accuse un endolorissement de la région splénique. C'est un point douloureux dans l'hypochondre gauche analogue à celui qui existe habituellement dans l'hypochondre droit au niveau de l'éminence porte antérieure.

§ e. — *Ictère.*

L'ictère n'est pas un phénomène de début et il est loin d'être constant. Sur 21 cas il a manqué complétement 5 fois. Le plus souvent c'est en pleine période d'état qu'il survient. Les téguments externe et interne sont d'un jaune qui augmente progressivement; les urines ont une teinte acajou plus ou moins prononcée et on y décèle par les réactifs ordinaires la présence de la bile. Cet ictère est quelquefois dû à l'angiocholite calculeuse (observation de Quenu).

Mais il arrive aussi que la teinte ictérique ne survient qu'au déclin de la maladie. Cet ictère a la plus grande analogie avec celui qui appartient aux mauvais états générauxet qui est comme un témoignage de malignite. Malgré la coloration de la peau, les urines sont rares et ne contiennent aucune trace de pigment biliaire; elles ont la teinte orangé qu'elles prennent dans l'ictère hémaphéique, et les selles ne sont point décolorées.

Il n'est pas rare de voir apparaître quelques taches purpuriques aux membres inférieurs (Dance, Waller). Chose digne de remarque, depuis le commencement des accidents la quantité d'urée diminue progressivement comme s'il s'agissait d'un ictère grave ou d'une cirrhose. Cet abaissement du taux de l'urée, pourrait bien avoir quelque part à la genèse des phénomènes graves qui précèdent immédiatement le dénouement.

§ f. — *Ascite.*

Quelques auteurs ont indiqué la dilatation des veines sous-cutanées abdominales comme symptôme de la pyléphlébite. Un grand nombre d'observations mentionnent l'absence de ce phénomène de compensation circulatoire. Lorsque la marche est rapide, comme dans notre observation I, il n'est pas extraordinaire que cette circulation accessoire indirecte n'ait pas eu le temps de s'établir. Au contraire, toute pyléphlébite à évolution lente pourra, comme la cirrhose, par exemple, provoquer cette dilatation progressive des veines sous-cutanées des parois abdominales. Il en sera de même du système veineux viscéral tributaire du tronc porte. Cette tension sera quelquefois suffisante pour amener une exsudation séreuse, de l'ascite. Dans nos deux cas que nous rapportons plus loin il y avait du liquide épanché dans l'abdomen ; la quantité était plus grande chez notre second malade où déjà la dilatation sous-cutanée était très-apparente; mais ces liquides n'étaient ni l'un ni l'autre simplement séreux; des flocons fibrineux troublaient leur transparence et les rendaient plus ou moius opalescents. Des globules blancs nombreux et quelques hématies étaient emprisonnés dans les mailles de ces pseudo - membranes, que l'on trouvait déposées en couches minces à la surface des anses intestinales et des replis péritonéaux. Peut-être l'inflammation a-t-elle le principal rôle dans la production de cet exsudat. Cependant nous croyons avoir remarqué que l'épanchement ascitique a devancé l'éclosion de la péritonite.

Cette péritonite qui est quelquefois purulente (obs. Hillairet) ne se généralise pas d'emblée ; longtemps même elle peut rester cantonnée au-dessus de l'ombilic ou seulement dans une des fosses iliaques, le plus souvent au niveau du cæcum. En ce point l'abdomen est dilaté ; il existe un certain degré de météorisme et une ré-sistance douloureuse de la paroi. La tuméfaction gazeuse existait presque dès le début chez la ma-lade de Leudet ; d'abord peu marquée, elle alla graduellement en croissant dans le cas rapporté par Schœnlein ; Hénoch l'a trouvé très-considé-rable, et Waller considère ce symptôme comme un des plus importants.

§ g. — *Troubles digestifs.*

Les troubles digestifs sont considérables pour deux raisons, d'abord parce qu'il s'agit du foie, ensuite parce que l'origine de la maladie est sou-vent dans l'intestin. Outre l'anorexie, le dégoût, les nausées qui font partie du cortége obligé de l'inflammation, il y a toujours des évacuations alvines, souvent très-abondantes ; dans un cas Waller a constaté la présence du sang dans les selles. Jamais on n'a signalé de stéatorrhée.

Lorsque ces troubles intestinaux ont précédé la douleur hépatique et le frisson initial, ils se continuent et s'exagèrent ordinairement pendant la pyléphlébite; on pourrait donc les rattacher à l'affection intestinale proprement dite qui est la cause incontestable de l'affection hépatique que nous étudions. Mais ces manifestations intestinales naissent quelquefois avec la pyléphlébite: la congestion intestinale, conséquence forcée de l'oblitération porte, en explique facilement la pathogénie. Si la diarrhée n'apparaît que tardivement, on peut la mettre sur le compte de l'infection produite par résorption purulente ou la considérer comme la conséquence de troubles urémiques analogues à ceux qui surviennent dans l'hépatite parenchymateuse diffuse.

La péritonite qui n'est pas rare dans le cours de la pyléphlébite a aussi son retentissement sur l'appareil digestif, et provoque ces vomissements verdâtres qu'on a signalés dans le tiers des cas et surtout ces alternatives de constipation et de diarrhée qui précèdent immédiatement la diarrhée colliquative des derniers jours.

Comme le fait déjà remarquer Frerichs : « on ne saurait rattacher à l'affection de la veine porte l'éruption fréquente d'aphtes signalée par Mohr, ni la stomatite avec exsudats observée par Waller. » Ces lésions de la muqueuse buccale s'expliquent par l'état du malade avant et après l'accident phlébitique.

A côté des troubles digestifs, nous devons dire un mot des modifications de l'urine. Aujourd'hui, en effet, après les travaux de Murchison en Angleterre, de MM. Charcot et Brouardel en France, il n'est plus possible de parler d'une affection hépatique sans noter l'augmentation ou la diminution de l'urée.

Dans une de nos observations (cet examen n'a pas été fait chez notre malade de l'Hôtel-Dieu), la quantite d'urée excrétée en vingt-quatre heures atteignait à peine 16 grammes. Nous n'avons pas cherché si pendant les accès de fièvre l'urée diminuait autant que M. Regnard l'a signalé dans un fait d'angiocholite calculeuse. M. Quenu n'a trouvé que 10 gr. d'urée par litre d'urine, et l'urine était rare. Cette diminution subite de l'urée ne serait-elle pas pour quelque chose dans la genèse des accès fébriles?

CHAPITRE V.

MARCHE. — DURÉE. — TERMINAISON.

Sur la marche de la pyléphébite, les auteurs ne s'accordent point. Les uns, avec Oppolzer, ont avancé que « la maladie se terminait en quelques jours » ; les autres, au contraire, affirment que l'évolution est subaigue ou lente ; ils ajouteraient volontiers qu'il s'agissait d'une infection purulente vulgaire dans le cas rapporté par Oppolzer et non d'une véritable suppuration porte.

Traube et Bernheim assignent à cette maladie une durée moyenne de six à sept semaines. Frerichs ne se prononce pas sur ce point. Pour Budd, la pyléphlébite tue plus lentement le malade que l'inflammation des veines qui portent immédiatement leur sang dans le poumon et produisent des abcès métastatiques. Dans sa clinique, Leudet confirme cette opinion de Budd, et raconte l'histoire d'un de ses malades chez lequel la phlegmasie porte dura près de cinq mois. Nous rapportons plus loin, à titre de pièce justificative, un fait assez semblable à celui d'Oppolzer ; la marche fut si rapide et les accès fébriles si violents que nous avons pu croire un instant à des accès de fièvre pernicieuse : la veine porte était comme injectée d'une bouillie plâtreuse. Notre second malade a succombé moins vite, mais il n'a pas résisté non plus aussi longtemps que ceux dont nous avons déjà parlé.

Il résulte de tout ceci que la pyléphlébite peut avoir une marche aiguë quasi foudroyante (Oppolzer, Le Dien) ou une marche subaiguë et même chronique (Traube, Cruveilhier, Leudet, Bernheim, etc., etc., Le Dien).

Il est difficile, en face de ces graves lésions hépatiques, de songer à la possibilité de la guérison même dans le cas où le mal serait limité à quelques branches de la veine. La mort en a toujours été la conséquence.

CHAPITRE VI.

DIAGNOSTIC.

Au début et souvent même dans le cours de cet accident l'étude des symptômes ne permet pas d'etablir un diagnostic précis ; elle peut tout au plus conduire à admettre la probabilité d'une affection de la veine porte. Cette remarque, que Frerichs place en tête de son chapitre diagnostic, paraît largement justifiée par ce fait que toutes les observations rapportées par les auteurs ont été des surprises cliniques. Cette maladie est si rare qu'on ne songe point à l'incriminer. Et cependant l'ensemble de ses signes peut constituer un faisceau morbide capable de la séparer de l'affection qui lui a donné naissance et des complications qu'elle même a provoquées. Il faudra s'appuyer sur l'étude minutieuse de ses manifestations principales et sur l'enchaînement qu'elles présentent. La douleur à l'épigastre est un phénomène banal, mais si elle est fixe en un point intermédiaire à l'hypochondre et à l'épigastre, si elle est accusée par un frisson, une fièvre forte, si elle est persistante, si elle apparaît dans le cours d'une typhlite, d'une dysentérie, si cette douleur est bientôt suivie de frissons violents qui se répètent irrégulièrement à différents moments du jour et de la nuit et que, concurremment avec ces manifestations, on observe un état typhoïde, septicémique, ou seulement des troubles de nutrition menant vite à la dechéance organique, on devra songer à la pyléphlébite, surtout quand la résistance et le ballonnement de l'abdomen n'empêcheront pas de constater la tuméfaction du foie et de la rate.

La thrombose de la veine porte se distinguera assez facilement de la pyléphlébite. Et d'abord les affections (affaiblissement circulatoire, compression, cirrhose, cancer de foie, etc.) qui se compliquent de thrombose sont essentiellement chroniques et apyrétiques, tandis que c'est dans le cours d'inflammations vives des viscères abdominaux, au milieu d'un appareil fébrile plus ou moins accusé que débute la pyléphlébite ; nous avons vu que cette dernière provoque assez souvent une exagération du volume du foie, que l'ascite est inconstante et rare, que l'ictère apparaît tôt ou tard. Aucun de ces phénomènes n'appartient à l'oblitération simple ; le foie est, au contraire, atrophié, les veines sous-cutanées abdominales sont dilatées, l'épanchement ascitique est considérable enfin l'ictère est exceptionnel. La phlébite adhésive se rapproche plus par ses causes et ses manifestations de la thrombose simple que

de la phlébite suppurée. Cependant, nous devons
signaler la possibilité de cette phlébite simple
par l'irritation de voisinage que produit un corps
étranger dans les voies biliaires (Lancereaux,
observation rapportée par M. Quenu (1). Ici l'appareil symptomatique était celui de la maladie
qui nous occupe ; tout diagnostic différentiel
était impossible. A l'autopsie, on trouva avec la
phlébite adhésive les lesions métastatiques de
l'infection purulente auxquelles, pensons-nous,
doivent être rapportés les accès fébriles signalés
dans l'observation.

Trouverons-nous plus de difficultés lorsqu'il
s'agira de se prononcer entre cette suppuration
diffuse de la veine et les abcès vrais du foie. Ici
nous devons faire une distinction importante,
car ces abcès peuvent être le résultat d'une hépatite circonscrite suppurée ou n'être que de sim-
ples foyers métastatiques de l'infection purulente.

Les gros abces, extrêmement rares dans
notre climat, se manifestent au cours des fièvres
intermittentes, des diarrhées, de la dysentérie
des pays chauds ; on trouve bien de la douleur
hépatique et du gonflement du foie, que masque
habituellement une certaine résistance de la
paroi abdominale ; souvent même apparaît une
réaction fébrile intermittente , rémittente ou

(1) Quenu. Loc. cit.

pseudo-intermittente, accompagnée de troubles
gastro-intestinaux, mais il n'y a pas d'ictère, et
l'évolution est, en général, beaucoup plus tor-
pide que dans la maladie qui nous occupe. C'est
surtout dans la pyléphlébite à marche lente
que le doute pourra être permis. Peut-être sera-
t-il plus facile d'exclure toute idée d'infection
purulente quand il s'agira de la phlébite à
grand fracas que nous avons donnée comme
forme aigue de la maladie, puisque le *foyer d'infection* n'existe pas; de plus, on n'observe dans
la pyoémie aucun signe accusant une gêne ou
un arrêt dans la circulation de la veine porte.

Plus grande sera la difficulté quand il faudra
la différencier de certains cas d'angiocholite calculeuse. Et d'abord l'angiocholite calculeuse
peut déterminer une pyléphlébite suppurée (Leudet) et mélanger, par conséquent, ses symptômes à ceux de la pyléphlébite : douleur du foie,
fièvre à accès irréguliers, ictère, complications
péritonéales, etc. A vrai dire, ce diagnostic sera
impossible ou tout au moins incomplet. Si les
phénomènes du début ont été ceux du syndrome
colique hépatique. on songera seulement à l'inflammation des voies biliaires, qui, à elle seule,
peut tout expliquer, excepté, peut-être, la grande
irrégularité des accès de fièvre (M. Charcot).
« La diarrhée, le gonflement de la rate, les

signes d'obstruction porte et ceux de l'altération du sang font défaut lorsque la pyléphlébite n'est pas en cause. »

Comme la fièvre intermittente irrégulière est un signe de grande valeur pour le diagnostic de la pyléphlébite, il faudra nécessairement, chaque fois que l'on se trouvera en presence de ces accès violents, rechercher si l'on a affaire à une fièvre paludéenne ou à une fièvre symptomatique. Le gonflement et la douleur de la rate existent dans les deux cas ; mais l'ictère, la tuméfaction douloureuse du foie, la stase sanguine, les phénomènes péritonéaux, les troubles intestinaux et l'effondrement rapide de l'organisme sont tout en faveur de la pyléphlébite. Et comme dernier criterium on aura l'inefficacité du sulfate de quinine.

La péritonite complique souvent les affections hépatiques et tout particulièrement la pyléphlébite. Cette péritonite quelquefois masque et le volume des organes et leur degré de sensibilité. On la voit occuper toute la scène et s'entourer de ses complications propres. Elle privera donc souvent de signes importants et pourra conduire droit à l'erreur. C'est elle surtout qui gêne lorsqu'en présence d'une angiocholite ou d'une pyléphlébite il faut opter pour l'une ou pour l'autre de ces affections sans le secours du point

exact de la douleur, du gonflement de la rate et
des troubles circulatoires. Si la tuberculose pulmonaire s'y mêle comme chez le malade de notre
observation II, les accidents hépatiques pourront
rester ignorés et le diagnostic sera péritonite tuberculeuse.

CHAPITRE VII.

TRAITEMENT.

En présence d'un pronostic aussi fatal la thérapeutique est impuissante. Essaie-t-on au début les antiphlogistiques locaux et généraux, ventouses scarifiées, saignée du bras? Ces moyens énergiques n'ont qu'une efficacité extrêmement problématique sur la phlogose de la veine porte, et les inconvénients qui résultent d'une perte de sang et d'une diminution de la tension circulatoire ne l'emportent-ils pas sur le bénéfice imaginaire qui peut résulter d'une pareille intervention. La suppuration arrêtée, rien ne pourra l'enrayer, la circonscrire. Ce qu'on fera de plus rationnel sera de soutenir les forces du malade, de lutter sans relâche par les toniques et les reconstituants, quinquina, alcool, vin, etc. contre l'hecticité et le marasme. Aux frissons et à la fièvre, on opposera la quinine à haute dose. La douleur et les troubles intestinaux seront atténués par l'opium et ses alcaloïdes.

Mais tout reste sans aucun résultat, la maladie suit progressivement son cours. Devant cette triste certitude, il ne faut pas néanmoins rester inactif et l'on doit toujours songer à la possibilité d'une erreur.

CHAPITRE VIII.

PIÈCES JUSTIFICATIVES.

OBSERVATION I. (Personnelle).

(Recueillie dans le service de M. Oulmont à l'Hôtel-Dieu)

Pneumonie droite — Pendant la convalescence, frissons violents, irréguliers ; douleur hépatique : ictère, collapsus. — Mort rapide. — AUTOPSIE. — Pylephlébite suppurée diffuse dans tout le lobe droit du foie ; traces de péritonite ; épanchement ascitique legèrement fibrineux.

Le nommé P..., âgé de 58 ans, pâtissier, entre dans le service de M. le Dr Oulmont a l'Hôtel-Dieu, le 29 mai 1875.

Il raconte qu'il y a douze jours, après quelques heures de grand malaise, il éprouva un violent frisson suivi de fièvre et de point de côté au-dessous du sein droit.

Le lendemain, la gêne de la respiration était considérable et la toux très pénible ; bientôt les crachats prirent le caractère pneumonique. Pendant huit jours, le médecin qui l'a soigné avant son entrée à l'Hôtel-Dieu nous affirme que tout se passa comme dans la pneumonie aiguë franche.

Un commencement de résolution s'annonça : la température atteignit à peine 39° le soir du huitième jour. Cette amélioration ne se continua

pas longtemps. Le malade n'entra pas franchement dans la convalescence. L'état général resta
mauvais, la faiblesse grande, l'appétit nul. C'est
ainsi qu'il entre à l'hôpital.

Il ne souffre plus du côté, mais quand il tousse,
et sa toux est assez quinteuse, une douleur assez
vive se fait sentir au-dessous des fausses côtes, au
niveau du foie.

On perçoit tous les signes physiques d'une
pneumonie droite en résolution. Aucun bruit
morbide n'existe dans la région précordiale;
le pouls est assez vibrant, mais il est dépressible
et présente de nombreuses intermittences. Les
artères sont dures et serpentines. Le panniccule
graisseux sous-cutané gêne beaucoup l'exploration des viscères abdominaux. On ne sent pas le
foie, la rate paraît assez volumineuse. Pas de
coliques; pas de troubles intestinaux ; les urines
un peu boueuses sont très-colorées; elles ne
contiennent ni pus, ni albumine, ni sucre.

Du reste, cet homme était d'une bonne santé
habituelle; jamais de dérangements de corps;
jamais d'hémorrhagies; jamais de manifestations
diathésiques d'aucune sorte. Il est grand buveur.

Le lendemain de son entrée à l'hôpital, le malade se plaint d'une douleur assez limitée au creux
épigastrique. Cette douleur est profonde et lan-
cinante ; la pression ne l'exagère ni ne la dimi-

nue point. Il a une certaine angoisse respiratoire ; les mouvements thoraciques manquent d'ampleur et sont très précipités ; les battements du cœur présentent plus de fréquence et les intermittences sont plus marquées. La température n'a pas augmenté.

31 mai. Le malaise est sensiblement le même que la veille. La douleur xiphoïdienne est un peu plus pénible. Le ventre est assez météorisé. On perçoit cependant une légère matité dans les flancs et les fosses iliaques, comme si une certaine quantité de liquide ascitique y était accumulée, mais cette matité se déplace peu lorsqu'on fait tourner le malade sur le côté. La peau est halitueuse et chaude.

T. matin, 37,9. Soir, 38,4.

Pouls, matin, 84. Soir, 100.

1er juin. La nuit a été très agitée. Le malade dit même avoir grelotté une partie de la nuit ; le facies est animé, vultueux ; les yeux légèrement excavés ; les lèvres bleuâtres ; le tronc marbré de rouge et de blanc ; les extrémités brûlantes et sèches. Déjà une certaine moiteur est répandue sur le tronc et l'origine des membres ; la température élevée (40,1), grand dégoût pour la nourriture, langue couverte d'un enduit blanchâtre, fuliginosités sur les lèvres, nausées, constipation ; les urines rares et très foncées ne contiennent rien d'anormal.

Vers le milieu du jour, le calme revient et le malade sommeille quelques heures assez paisiblement. Dès qu'il s'éveille, il se plaint d'une grande douleur de tête et d'horripilations incessantes auxquelles fait suite un violent frisson de près de trois quarts d'heure de durée. La température à ce moment est à 40,8 et le thermomètre monte encore. Il existe un délire tranquille, de la torpeur intellectuelle et un certain degré d'hébétude. Les perceptions douloureuses sont obtuses; la parole est lente, la voix un peu voilée. Aucun phénomène ne permet d'accuser ni le poumon ni la plèvre. L'attention est dès lors fixée sur le foie qui dépasse de deux travers de doigt les fausses côtes. La rate ne paraît point avoir changé de volume.

Sulfate de quinine, 0 gr. 75; 2 verres d'eau de Sedlitz.

2 juin. Matin. Etat sensiblement le même. Le pouls est rapide et faible, 120 pulsations, température 40°,1; pendant la visite s'annonce un nouveau frisson plus violent encore que celui de la veille. Les sclérotiques sont devenues jaunâtres et toute la peau a pris une teinte subictérique très évidente. La couleur des selles est normale. Les urines ont une légère teinte acajou et ne contiennent ni éléments figurés, ni sucre, ni albumine.

Toute la journée se passe sans grandes modifications. On songe un instant à des *accès pernicieux avec localisation hépatique*, sorte de fièvre pernicieuse hépatique; il y a en effet de la douleur épigastrique et un commencement d'ictère. Bien que les accès de fièvre soient assez violents pour avoir la plus grande analogie avec la fièvre pernicieuse, ils s'en séparent cependant par leur irrégularité pour se rapprocher de ceux qu'on observe dans certaines septicémies chirurgicales ou puerpérales.

Dans la seconde moitié de la nuit du deuxième au troisième jour éclata un nouveau frisson qui dura près de deux heures. A ce premier stade succéda un moment de chaleur bien vite suivi d'une sudation profuse avec des frissonnements très pénibles. Mais déjà dans la matinée du 3 juin on observe un certain degré d'obnubilation sensorielle : tintements d'oreille, brouillards devant les yeux, sensations vertigineuses dès que le malade se remue dans son lit; peu de céphalalgie, pas de délire, pas de convulsions, pas de contractures.

L'ictère est de plus en plus prononcé, la région hépatico-gastrique plus douloureuse que les jours précédents; on constate même au-dessous des fausses côtes et du sternum une certaine tuméfaction tympanique et rénitente.

Toujours rien du côté des organes thoraciques. Langue sèche, grillée; nausées fréquentes; vomissements bilieux diarrhée; la température est toujours élevée. Matin, T. 40°,3, P. 120. — Soir, T. 39°,4, P. 110.

Huile de ricin, sulfate de quinine 2 gr. en deux prises. Vin et bouillon.

Le soir du même jour, amélioration sensible jusqu'à 10 heures. La fièvre reprend ensuite sans être cette fois précédée de frisson. Température à minuit 41°,3. Pouls 130 assez bondissant.

M. Oulmont, discutant tous les possibles, incline vers l'idée d'une collection purulente hépatique, ayant son origine ou dans les voies biliaires ou dans la veine porte. Rien ne peut faire soupçonner plutôt l'une que l'autre de ces deux déterminations; jamais non plus le malade n'a 'eu le moindre embarras abdominal, ni diarrhée rebelle simple ou dysentériforme, ni flux hémorrhoïdaire de quelque importance.

Toute la journée du 4 juin se passe sans nouveau frisson. Sous l'influence d'un purgatif, le malade a eu plusieurs évacuations alvines décolorées et très fétides. Les urines peu abondantes, mais très-foncées, contiennent avec les pigments biliaires *une grande quantité d'albumine*. L'état du malade le 5 juin est subcomateux, la respiration rapide, irrégulière et superficielle; on constate

toutes les 15 ou 20 secondes des pauses respiratoires assez longues, à chacune desquelles succède une respiration suspirieuse qui suit la même
périodicité. La température centrale est toujours
très élevée ; une sueur froide couvre tout le corps;
la peau est marbrée de taches bleuâtres qui peu à
peu deviennent livides ; les extrémités se glacent,
la sensibilité est très émoussée ; la mort arrive
au milieu des signes du plus profond collapsus
semblable à la période algide de l'urémie.

Autopsie. — L'ouverture du cadavre est faite
28 heures après la mort. La teinte ictérique de la
peau est encore très foncée, la coloration est marbrée par des sugillations sanguines.

Abdomen. — Il existe dans la cavité péritonéale
de deux à trois litres de liquide ascitique contenant une très-grande quantité de bile et de la
fébrine coagulable.

Commencement de péritonite au-dessus de
l'ombilic (adhérences des anses intestinales par
de légers dépôts fibrineux membraniformes) ; le
côlon transverse est très-distendu par des gaz
et sa surface est entièrement couverte de flocons
fibreux emprisonnant des globules purulents. Le
reste de l'intestin est à peu près normal. Il faut
noter cependant une congestion telle de ses parois
et des replis péritonéaux que les plus fins rameaux sont apparents.

Foie. — Le bord du foie est masqué par le côlon transverse. Le volume de cet organe est augmenté ; son poids dépasse 2 kilogrammes ; sa consistance est ferme ; sa surface n'est nullement granuleuse ; le tronc porte est rempli de sang noir diffluent. La vésicule biliaire contient un liquide roussâtre tenant en suspension des petits grains jaunâtres et des paillettes très brillantes probablement formés de cholestérine, mais pas de véritables calculs biliaires.

En ouvrant le tronc de la veine porte, on trouve la branche gauche entièrement libre, tandis que ɪes parois de la branche droite sont épaisses, dures et fibreuses ; le calibre de cette dernière est rétréci et déformé, il semble qu'il s'est fait un dépôt fibrineux sur la face interne du vaisseau et que ce caillot s'est organisé ou a provoqué un travail inflammatoire de la membrane interne (périphlébite et endophlébite). En ce même point existe un caillot obturateur de récente formation, long de quelques centimètres. Ce caillot est cruorique par son extrémité tournée vers le tronc porte fibrineux et en voie de dégénérescence par son extrémité qui pénètre dans le foie. Au-dessus de ce point tous les rameaux de cette branche porte sont remplis de pus grumeleux.

A mesure qu'on se rapproche de la périphérie, les rameaux portes se dessinent en houppe et forment des îlots de couleur jaune sale nettement tranchée sur le parenchyme hépatique de couleur feuille morte assez uniforme; autour des noyaux jaunâtres, le tissu du foie paraît ramolli; l'aspect est tout autre sur une coupe du lobe gauche; là le parenchyme est d'un brun foncé, les granulations jaunes et rouges sont encore très nettement distinctes.

Examen histologique. — Il n'y a pas de doute possible sur la nature purulente du contenu de ces veines. Dans les plus grosses divisions, les parois vasculaires participent à l'inflammation, la tunique interne est rouge, épaisse et tomenteuse; des éléments embryonnaires nombreux infiltrent sa couche sous-épithéliale; celle-ci n'est pas partout continue.

La tunique moyenne est en voie de régression; ses espaces conjonctifs contiennent quelques éléments lymphoïdes; ses fibres cellules sont ratatinées, granuleuses et leur noyau plus ou moins étranglé par le milieu paraît en voie de multiplicité.

C'est surtout la tunique externe qui est infiltrée de granulations et de cellules embryonnaires arrondies ou fusiformes. Une couche de ces mêmes cellules sépare les veines du tissu hépatique. On

voit sur tout le trajet des veines enflammées les
éléments propres du foie déformés, granuleux et
quelquefois même détruits; cette atrophie pénètre
parfois assez profondément dans les lobules.

Dans les veines sus-hépatiques, aucune trace
d'inflammation quelques-unes sont oblitérées par
des caillots mous entourés d'une couche fibrineuse
nullement granuleuse.

Dans certains points la tunique adventice de
l'artère hépatique et les gros canalicules biliaires
sont infiltrés (par voisinage) des mêmes éléments
que les parois veineuses.

Signalons certains tractus fibreux anciens fai-
sant adhérer la face convexe du foie au diaphragme
et les mêmes tractus au niveau du lobule de Spi-
gel et du hile du foie.

Rein. — Un peu chagriné à sa surface; décor-
tication facile; parenchyme rénal un peu dur ;
écorce normale ; coloration bilieuse.

Rate. — Volumineuse, entourée d'une coque
fibreuse épaisse ; la boue splénique est diffluente;
pas d'abcès métastatiques.

Intestin. — Très vascularisé ; pas d'ulcération
en aucun point, pas trace de lésions anciennes ni
dans l'intestin grêle, ni dans le cæcum, l'appendice iléo-cæcal, le reste du côlon ; quelques va-
rices rectales à parois molles et transparentes.

Plèvre. — Adhérences anciennes dans la plèvre

droite, surtout très-résistantes à la base. Elles paraissent avoir la plus grande analogie avec les tractus fibreux signalés à la surface du foie.

Poumon droit un peu congestionné à la base. On ne trouve plus trace de pneumonie. La plèvre présente cependant au point où la pneumonie existait des dépôts récents qui affirment cette pneumonie.

Le sommet et le bord antérieur du poumon gauche sont un peu emphysémateux.

Cœur. — Un peu gros ; cavités normales remplies de caillots noirs. Valvules festonnées par leurs bords libres ; pas de lésions récentes ; pas d'insuffisance ni de rétrécissement.

Encéphale. — Rien de particulier à signaler.

OBSERVATION II. (Personnelle.)

Recueillie dans le service de M. Millaid, à Beaujon.

Troubles gastro-intestinaux. — Frissons violents, irréguliers. — Douleur hépatique. — Tumefaction de l'abdomen. — Epanchement cloisonné. — Toux. — Pleurésie seche aux deux [bases (épanchement leger dans la plèvre droite?). — Respiration suspecte au sommet droit. — Fievre hectique. — Marasme. — AUTOPSIE. — Phlebite suppurée du tronc porte et de quelques branches intra-hepatiques — Ganglions caséeux ramollis ayant détruit les parois de la veine. — Tuberculose pulmonaire au debut. — Pleuresie double. — Peritonite chronique simple. — Epanchement abdominal peu abondant légerement fibrineux.

Le nommé V... (Henri), âgé de 19 ans, peintre,

entre le 21 août 1877 à l'hôpital Beaujon, dans le service de M. le Dr Millard, salle Beaujon, n° 6.

Antécédents héréditaires. — Son père est mort d'une affection chronique de poitrine : il avait toussé plus de deux ans et craché du sang à plusieurs reprises. Sa mère d'un tempérament lymphatique est assez bien portante. Son frère aîné est mort d'une méningite.

Antécédents pathologiques. — Il fut très maladif de 2 à 7 ans, son ventre était gros et dur ; les digestions étaient souvent très pénibles, rarement il vomissait, en revanche il avait de fréquents dérangements de corps. Dans cette période de temps il eut la rougeole qui malgré le mauvais terrain ne laissa aucune trace de son passage ; du reste les bronches avaient été presque complétement épargnées, il ne lui resta pas la moindre toux.

Pas d'adénopathie sous-maxillaire, pas d'écoulement d'oreille, pas d'affections oculaires, pas de déformations rachitiques. A partir de 7 ans il se développa rapidement, devint grand et fort ; n'avait été un peu de susceptibilité intestinale, il aurait eu les attributs d'une bonne santé.

Il y a un an il fut soigné pour une fièvre de croissance qui dura plus d'un mois et même il ne se tira de là que très fatigué. Peu à peu l'appétit lui revint et cependant il ne reprit pas l'embonpoint qu'il avait quelques mois auparavant ; les masses musculaires étaient flasques et la figure paraissait bouffie. Pas d'albumine dans l'urine ; jamais de pertes de sang. Ce qui l'inquiétait toujours, c'était la grosseur et la dureté de son ventre ; dès qu'il prenait le plus léger laxatif pour combattre sa constipation il était dérangé pour deux ou trois semaines, souvent aussi le besoin d'aller, s'annonçait par des borborygmes avec sensation de tortillements très pénibles. La pression exaspérait ordinairement cette douleur diffuse dans tout l'abdomen. Depuis quinze jours cette vague indisposition avait augmenté, l'appétit disparut, une grande fatigue survint. Toutes les après-midi il sentait des frissonnements qui lui parcouraient le tronc et les membres, et vers le soir il se sentait tres brûlant. La nuit il était agité et dormait mal. On le purgea plusieurs fois sans aucun profit.

L'avant-veille de son entrée à l'hôpital une vive douleur se déclara assez subitement au creux de l'estomac , cette douleur était pongitive, sans retentissement dorsal et seulement irradiée vers les flancs. Quelques heures après survint un grand frisson qui fut suivi d'un stade de chaleur et de sueur. Le médecin qui le vit prescrivit aussitôt 1 gramme de sulfate de quinine. Le lrisson revint le lendemain vers onze heures et le soir vers six heures. On continua la quinine à la nême dose.

A son arrivée à l'hôpital il est en plein frisson. Le facies est grippé, le teint est uniformément mat, le ventre volumineux et étalé ; on ne constate pas de trace d'œdème des membres inférieurs.

Il ne se plaint pas de la tête ; jamais il n'a eu le plus petit trouble sensoriel. La douleur semble s'être surtout cantonnée au niveau des dernière s fausses côtes. La pression de la région hépatique est partout très sensible. La même rénitence existe autour de l'ombilic et du côté des deux fosses iliaques ; quelques veines se dessinent sur l'abdomen. Depuis le mamelon droit jusqu'à la crête iliaque, la matité est à peu près complète, cependant à la limite du flanc et de la fosse ilia-que c'est plutôt une sorte de bruit hydroaérique. Du côté gauche, la sonorité stomacale est tympa-nique et la matité n'est absolue que dans la fosse iliaque. Sur la ligne médiane il n'y a que la portion sus-ombilicale qui soit sonore. Lors-que le malade change de position, les zones mates ou sonores ne se modifient que du côté gauche. La sensation de flot n'est perçue qu'à très-faible distance : il existe incontestablement de l'ascite, et la cavité abdominale paraît cloison-née par des adhérences et des fausses membranes surtout à droite. Le ventre n'est pas distendu uniquement par du liquide, il y a aussi distension gazeuse de l'intestin.

Les urines sont rendues en quantité presque normale (1,100 grammes en 24 heures). Ces 1,100 grammes ne contiennent que 15 gr. 25 d'urée.

Le malade tousse un peu depuis quelques jours, il n'a pas de grande gêne respiratoire; son expectoration est nulle.

Dans la fosse sus-épineuse droite, défaut d'élasticité; respiration sèche, saccadée et légèrement prolongée; retentissement de la voix haute et surtout de la voix aphone. Aux deux bases en arrière matité; frottements très-manifestes à gauche, souffle léger et profond à droite. Rien au cœur. T. soir, 39°,4.

22 août. Nouveau frisson dans la nuit. A la visite du matin, T. 39°,8, P. 110.

Le 24. Frisonnements très marqués avec chaleur vive. La douleur de l'hypochondre droit est un peu atténuée. Pas d'ictère, pas de coloration spéciale des urines. La toux est plus quinteuse et plus fréquente.

L'ensemble de tous ces signes nous fait croire à l'existence d'une péritonite chronique probablement de nature tuberculeuse, avec poussée aigue circonscrite autour du foie.

Les frissons violents, répétés régulièrement, nous obligeaient à quelques réserves, mais nous ne savions en faveur, de quel organe. Et cependant nous pensions à la formation de pus dans quelque endroit, peut-être dans le péritoine qui entoure le foie ou dans la plèvre droite.

La fièvre hectique succéda à ces manifestations intermittentes ; malgré tous les toniques, tous les aliments qu'il pouvait encore facilement ingérer, la diarrhée s'établit, les jambes s'œdématièrent et en quelques jours ce malheureux atteignait le dernier degré du marasme.

5 septembre. Une teinte subictérique apparut et persista jusqu'à la mort sans s'accentuer. Aucun autre symptôme nouveau ne survint. Peut-être les signes stéthoscopiques s'accentuerent-ils assez pour affirmer un dessous tuberculeux.

Rien dans les veines. Coloration normale.

Mort le 11 septembre.

Autopsie faite 25 heures après la mort.

Abdomen. —Adhérences anciennes et récentes au niveau du foie, de l'ombilic et du cæcum. Pas de pus dans la cavité abdominale ; partout sérosité claire troublée par des flocons fibrineux.

Le foie adhère au côlon transverse et à la face antérieure de l'estomac. De nombreux tractus fibrineux réunissent la face antérieure de ce vis-

cère à la paroi abdominale et au diaphragme.
Dès que l'on a soulevé le bord antérieur du foie,
on aperçoit au-dessous de cet organe une collection purulente circonscrite anx environs du
hile. Après avoir enlevé en masse toutes les parties adhérentes entre elles, on les sépare avec soin
et l'on trouve l'estomac et l'intestin complétement indemnes.

La vésicule biliaire et les canaux biliaires
sont intacts et remplis de bile ; les parois de
la veine porte sont au contraire perdues dans
une masse purulente. A peu près à l'union du
tiers moyen et du tiers inférieur de son tronc
ventral on trouve trois ganglions volumineux,
tous les trois caséeux; l'un d'eux se confond avec
la paroi de la veine et sa masse communique
avec l'intérieur de la veine.

Dans l'épaisseur du foie, toutes les ramifications portes se dessinent par des traînées blanches
constituées par du pus epais et crêmeux dans
certains départements portes, caséeux et grumeleux dans les autres branches. Le petit lobe du
foie est épargné, la suppuration ne paraît pas
avoir envahi la branche gauche de la veine porte ;
en revanche l'oblitération de ses rameaux par des
caillots fibrineux ou cruoriques est à peu près
partout complète. Le tissu du foie paraît peu altéré, les granulations jaunes et rouges ne sont

pas distinctes et la consistance est normale. L'artère hépatique est perméable dans toute son étendue. Le poids du foie est de 1650 grammes.

Les veines tribulaires du tronc porte sont gorgées de sang liquide ou coagulé (caillots récents); les veines portes accessoires sont partout distendues, celles du ligament suspenseur principalement.

Il en est de même des rameaux mésaraïques dans le mésentère. Le plexus hypogastrique et vertébral est gorgé de sang.

Les ganglions mésentériques et épiploïques sont hypertrophiés. Le plus grand nombre n'a pas subi la moindre dégénérescence. Ces ganglions de la grosseur d'une aveline sont durs, réguliers, lisses, légèrement rosés. Cette teinte rosée est uniforme sur une coupe de ces ganglions. Quelques-uns seulement sont caséifiés. Un de ces derniers a commencé à ulcérer de dehors en dedans une anse de l'intestin grêle.

La rate est volumineuse; la boue splénique est diffluente. Poids 430 grammes. Reins normaux.

Tube digestif. Rien de particulier à signaler en dehors de la congestion veineuse et des adhérences que nous avons décrites.

Péritoine épaissi, néomembranes prédominantes au niveau du foie, de l'ombilic et du bassin ; pas de granulations d'aucune sorte.

Poumon. Adhérences pleurales récentes à la base du poumon gauche ; 300 à 400 grammes d'épanchement fibrineux plus opaque que le liquide ascitique dans la plévre droite.

Le poumon gauche est un peu œdématié. Le poumon droit a le sommet infiltré de quelques noyaux tuberculo-caséeux du volume d'un petit pois.

Cœur d'un volume tout à fait normal ; parois flasques, sans dégénérescence apparente ; valvules saines.

Cerveau pâle et ferme.

Obs. III. — Union médicale, 1849, par J.-B.-S. Hillairet, ex-chef de clinique de la Faculté.

Phélébite suppurative de la veine porte ; inflammation du cæcum ; péritonite purulente.

Le 14 septembre 1845 D..., âgé de 24 ans, clerc de notaire, est entré à la Charité, salle Saint-Jean-de-Dieu, n° 3, étant malade depuis huit jours. Il était d'une constitution délicate et d'un tempérament lymphatique-Il avait été vacciné, non variolé, et n'avait jamais fait de maladie grave. Une seule fois il avait eu une maladie vénérienne bornée aux accidents primitifs. Habitant Paris depuis onze mois, il n'avait jamais fait d'excès, mais il avait été depuis quelque temps réduit à manquer presque du nécessaire.

Huit jours avant l'entrée, *il fut pris de frissons avec tremblement suivis de chaleur et de sueur, sentiment de faiblesse générale; douleur dans la région épigastrique, il eut encore quelques accès, après lesquels son appétit ne revenait point;* ses forces s'épuisaient et il éprouvait presque constamment une chaleur fébrile, considérable, avec soif ardente ; pourtant la soif était moins forte que pendant le stade de chaleur. *Le frisson, la chaleur et la sueur se répétèrent les jours suivants à des heures différentes, et quelquefois plusieurs fois dans la même journée. Le stade de froid venait habituellement vers le soir et dans la nuit.* Toutes les fois que le malade eut plusieurs accès dans les vingt-quatre heures, ils furent moins intenses, incomplets et de courte durée. Affaiblissement considérable, assoupissement, découragement. Un médecin consulté le quatrième jour fit une saignée qui n'amena pas de soulagement. Céphalalgie frontale, étourdissements, tournoiements de tête, constipation , pas d'épistaxis; *envies de dormir suivies de deux ou trois vomissements verdâtres.* Diète absolue. Alité depuis le début.

État actuel. Visage grippé, non animé, exprimant l'abattement. Céphalalgie sus-orbitaire; pas de stupeur, pas de tintements d'oreilles. Quelques nausées sans vomissements en ce moment. *Pesanteur douloureuse à la région épigastrique avec un sentiment de brûlure vers l'estomac.* Couleur normale de la peau. Pas d'éruption typhoïde, haleine très fétide, mais le malade a une grande partie des dents cariées, toutefois il faut faire observer que son haleine n'est pas si fétide à l'état de santé. Bouche mauvaise, amère; langue recouverte d'un enduit saburral très épais, jaunâtre, un peu rouge seulement à la pointe; soif très-intense, ventre souple à la pression, surtout dans la région épigastrique et un peu dans l'hypochondre droit. *Constipation.*

Résonnance de la poitrine et respiration normales, partout un peu sèche cependant.

Matité de la région précordiale dans ses limites normales. Le premier bruit accompagné d'un souffle doux et moelleux ayant son maximum d'intensité au niveau de l'orifice aortique. Le second bruit bien frappé sans souffle. *La rate dans ses limites normales. Le foie, dont la région n'est pas douloureuse, est augmenté de volume dans son diamètre vertical et remonte jusqu'au mamelon droit.*

Intelligence bien conservée. Réponses courtes. Le malade dit être fatigué. Cataplasme sur l'abdomen.

Le 15, le malade est à peu près dans le même état. *Persistance de la douleur et de la pesanteur épigastriques, avec vomissements d'une matière de couleur verdâtre très-liquide.* Céphalalgie, abattement et fièvre assez considérable. Le pouls à 120 est régulier, non redoublé, assez bien développé. Le ventre est généralement douloureux. Persistance de la constipation. On constate un peu *d'engorgement de la rate* ainsi que du foie. Celui-ci a la même étendue verticale que la veille. Il y a encore *pendant la nuit quelques frissons irréguliers, suivis de chaleur.* Ventouses scarifiées sur la région sous-ombilicale, 3 palettes, limonade, sirop de groseilles, cataplasmes, diète.

Le 16, il se sent un peu soulagé. La douleur épigastrique est toujours très forte; quelques envies de vomir, langue fortement saburrale, pouls à 116, régulier, bien développé; pas de diarrhée, pas d'éruption. L'abattement prédomine. *Nouveaux frissons.* - Gr. 0,10 de tartre stibié; solution de sirop de groseilles; lavement émollient, cataplasme.

Le lendemain 17, le malade est plus abattu que le jour précédent; *la fáce, les conjonctives, la face supérieure de la langue et toute la peau présentent une coloration jaune citrique.* Doulenr très vive et tension de la région épigastrique, constipation, soif ardente; pas d'éruption, pas d'épistaxis. Persistance de la céphalalgie sans tournoiements de tête. Intelligence nette; pouls à 120, non redoublé, régulier, assez bien développé, un peu flasque. Retour des accès de frissons irréguliers. — Potion laudanisée; 1/2 kilog. de glace pour sucer de temps en temps; solution de sirop de groseilles glacé; solution de sirop de gomme; diète; 10 sangsues sur la région du foie.

18 septembre. Les sangsues n'ayant pas pris, on a appliqué des ventouses scarifiées qui ont fourni deux palettes de sang, dont les rondelles ne forment pas caillot et la sérosité n'est pas rougie. Le malade se sent, à ce qu'il dit, soulagé. Il n'a pas vomi cette nuit, ni dans la matinée. La veille il avait vomi trois fois avant les ventouses. Persistance de l'abattement et du découragement. Amaigrissement plus marqué. La teinte ictérique persiste. Constipation, pouls à 112. — Même prescription moins les ventouses.

Même état à peu près le 19; l'engorgement du foie paraît cependant un peu diminué. Persistance de la douleur épigastrique.

Après la visite, le malade est pris de fortes coliques, très intenses dans l'hypochondre droit et principalement dans la région du cæcum avec sentiment de torsion et de déchirement des intestins. Pouls à 104, sina-

.pismes aux jambes. 50 sangsues à la région épigastrique. Potion laudanisée. Mêmes boissons.

Le lendemain il est un peu moins abattu. Les douleurs abdominales se sont apaisées après les sangsues et le cataplasme. Il dit moins souffrir aujourd'hui ; cependant le ventre est très douloureux au toucher, et tendu surtout à droite de la région épigastrique et dans la région iléo-cæcale. Les mouvements respiratoires occasionnent aussi de la douleur dans la région du foie. Une seule selle après le lavement. *Teinte ictérique de plus en plus marquée.* Pouls à 88. Langue moins saburrale. Résonnance gazeuse de l'abdomen. Soif ardente. Mêmes boissons ; bouillon aux herbes. Même potion. Bain sur place ; lavement, diète.

Le 21, pouls à 112. Le malade est dans le même état que la veille. Ventre encore développé. Résonnance gazeuse, tension des parties abdominales. *Les urines présentent un reflet verdâtre à la surface et, traitées par l'acide nitrique, elles verdissent considérablement.* Même douleur de la région épigastrique ; 15 sangsues sur la région du foie ; même prescription.

Le 22, même teinte ictérique. Tremblements pendant la nuit, sans frissons ; ventre encore développé et douloureux ; un peu de dévoiement ; un bouillon.

Le 23. Pouls à 96 ; langue humide, rosée au sommet, blanche dans le reste de l'étendue. Le ventre n'est pas douloureux ; résonnance tympanique de l'estomac. Le malade n'a pas eu de frissons. La peau est toujours chaude. La teinte jaune de la peau est de plus en plus foncée ; elle est comme braisée. Limonade citrique, potion gommeuse simple ; bain ; lavement émollient ; diète.

Le 24. Pouls à 136, petit, incertain. Le malade fut pris, en sortant du bain, de vomissements avec dou-

leurs très fortes dans tout l'abdomen. Aujourd'hui, le .
facies est grippé, exprimant la douleur. Teinte ictérique
de plus en plus prononcée ; vomissements dans la matinée, découragement de plus en plus grand ; abdomen
très douloureux à la pression ; pas de hoquet ; un peu
de moiteur ; pas de selles.

Eau de gomme sucrée ; 60 grammes d'onguent napolitain en frictions sur l'abdomen ; 1 kilog. de glace
pour les boissons ; diète.

Les vomissements se sont arrêtés après la visite ; mais
les douleurs abdominales se sont considérablement
aggravées. Intelligence nette jusqu'au dernier moment.
Affaiblissement très-grand

Il succomba à 2 heures de l'après-midi.

Autopsie 43 heures après la mort.

La teinte ictérique de la peau, quoique moins foncée,
est encore très-marquée.

Cavité abdominale. — En ouvrant l'abdomen, on
est frappé d'abord de la dilatation considérable de
l'intestin grêle et de l'estomac, qui contraste avec le
calibre rétréci du gros intestin. On voit dans le flanc
droit et dans le bassin, les intestins réunis par de nombreuses adhérences, former une masse confuse et presque inextricable, dont le cæcum constitue le centre. La
surface péritonéale est d'un rouge très-vif dans certains points ; des fausses membranes floconneuses
épaisses adhèrent aux anses intestinales, ou nagent
dans un liquide purulent qui remplit le petit bassin ;
le grand épiploon et le mésentère considérablement
épaissis, sont infiltres de pus. Le tissu cellulaire sous-
péritonéal est induré et enflammé. Des adhérences peu
solides mais nombreuses étranglent l'intestin. Au-dessous du cæcum, autour de cette partie du tube digestif, il existe une induration phlegmoneuse et une infiltration purulente. L'appendice iléo-cæcal est confondu

dans cette masse enflammée, et en partie ulcéré et détruit. A l'intérieur de cet appendice on ne découvre pourtant pas nettement de point perforé, tant les parties sont altérées et confondues les unes avec les autres. Dans la cavité du cæcum sont amassées une grande quantité de matières fécales. On n'y trouve pas de corps étranger. Au dessus de ce point, l'intestin grêle est dilaté par des gaz ; et au-dessous, le gros intestin est vide et revenu sur lui-même. Les ganglions mésentériques disséminés au milieu du tissu cellulaire enflammé, sont ramollis et suppurés. On ne peut retrouver les veines mésaraïques. La veine cave est indemne et vide de sang, ainsi que les artères iliaques.

Le foie, dont le volume est *notablement augmenté*, offre une coloration jaunâtre générale, avec teinte ardoisée dans certains points. C'est dans la veine porte, que l'on trouve la principale lésion. La *branche gauche de ce vaisseau est oblitérée dès sa naissance, par un caillot ramolli suppuré non adhérent; a partir de là, toutes les divisions de cette veine sont remplies de pus jusque dans l'intérieur du foie. Cette altération est très manifeste à la coupe du foie. On voit alors, en effet, sous l'influence d'une légère pression, des gouttelettes de pus sourdre de chaque orifice béant de la veine porte.* Autour de ces orifices veineux, le tissu hépatique est légèrement ramolli. Il présente une teinte ardoisée. Il n'existe, du reste, aucune trace d'injection, ni d'infiltration sanguine. On ne trouve non plus nulle part de pus collecté, en abcès. La vésicule biliaire est fortement distendue ; sa surface interne est uniformément grisâtre et comme chagrinée. Rien de notable dans les autres organes.

Obs. IV. — Clinique médicale de la Faculté de Nancy,
Hôpital Saint-Charles, Dr Bernheim, agrégé.

*Pyléphlébite suppurée consécutive à la suppuration
du cæcum et de l'appendice iléo-cœcal.*

Niss (Charles), journalier, âgé de 20 ans, a quitté
Strasbourg, fin octobre 1872, pour se soustraire au service militaire prussien. Venu à Nancy, il fut expédié le
même soir à Vesoul, mangea mal et irrégulièrement,
revint après deux jours à Nancy, s'installa avec sa mère
et deux sœurs à Malzéville, près de Nancy, dans de
mauvaises conditions. Sa maladie se déclara vers le
10 octobre. D'une bonne constitution, il n'avait jamais
été malade auparavant; depuis un an seulement, dit-
il, il avait de temps en temps quelques douleurs vagues
abdominales, sans diarrhée, sans constipation, il les
traitait avec succès par le café noir.

La maladie actuelle débuta ainsi : il attendit longtemps à la gare de Nancy, eut froid, but deux choppes
de bière, rentra à Malzéville, mangea de la salade et
des pommes de terre, se coucha, et à peine couché,
vomit ses aliments. Toute la nuit, il eut des douleurs
abdominales vives et des symptômes d'indigestion sans
fièvre. Le lendemain, il put se lever, mais le soir survint un frisson violent suivi de chaleur et de sueur, les
douleurs abdominales très vives; les selles restaient
régulières. La fièvre persista, il eut de plus des vomissements aqueux; il se traîna le lendemain chez le
médecin, qui prescrivit une potion pour arrêter les vomissements. Depuis, il resta couché; les douleurs abdominales diffuses, surtout sous-ombilicales, durèrent
violentes pendant 4 à 5 jours, puis disparurent com-

plètement, les vomissements, toujours glaireux, conti-
nuèrent. En même temps, cinq à six jours après le
début, des frissons survinrent suivis de chaleur, irrégulièrement quelquefois deux fois par jour. Il prit
quatre pilules de quinine; les frissons disparurent un
ou deux jours, mais la chaleur restait continue; les
frissons eux-mêmes reparurent après la première prise
de quinine; il prit encore six pilules. Depuis lors,
l'état fébrile resta plus ou moins accentué, sans frisson.
Les douleurs abdominales avaient disparu; mais vers
le 10 novembre, il ressentit une nouvelle douleur intense et bien circonscrite à la région épigastrique et
hépatique; elle fut traitée par une application de sangsues et cessa au bout de deux jours.

Le 29 novembre, il remarqua, pour la première fois,
que son ventre était gros et se décida à entrer à l'hôpital le 24 novembre, au service de M. Hirtz, momen-
tanément suppléé par M. Bernheim.

État actuel. — 25 novembre au matin.

Facies amaigri, yeux excavés, teinte jaune mate,
sub-ictérique et terreuse de la face et du corps. Température 37°, pouls 80. Abdomen saillant tendu, à peau
lisse, non douloureuse, sonore à l'épigastre, mat à
l'hypogastre et aux flancs, fluctuant dans cette région.

La matité du foie commençant à la sixième côte ne
paraît pas dépasser le rebord costal. Pas de développement anormal des veines cutanées de l'abdomen. Peu
d'appétit, légère diarrhée, selles colorées, urines rouges
concentrées, riches en urates; non albumineuses contenant des traces de biliverdine. Respiration régulière,
pas de toux ni d'expectoration; matité au tiers inférieur
et postérieur droit avec respiration obscure, matité
précordiale normale, choc et bruit du cœur normaux.
(Lait, eau de Vichy).

Soir. T. 39°,8. Pouls 120 petit, dépressible. Je diagnostique un abcès du foie ; le teint terreux, le léger ictère confirmé par l'examen des urines, les frissons irréguliers et l'existence d'une douleur antérieure intense dans cette région me font incliner vers cette opinion.

Le 26. Matin. Mêmes symptômes, apyrexie le matin. Le soir P. 80, T. 37°,5 (traitement : alimentation lactée, trois pilules de protoiodure de mercure à 0 gr., 02, vésicatoire sur le flanc droit).

Le 27. Matin. P. 98 petit concentré. T. 37°,2. Urines concentrées d'aspect fébrile. Anorexie ; même état général. Soir. P. 112 ; T. 38°2.

Le 28. Matin. P. 104 ; T. 37°8.

La nuit a été bonne. Le malade a un peu d'appétit, selles régulières. Respiration courte, saccadée. La matité thoracique occupe toujours le tiers inférieur et postérieur droit. L'ascite a un peu augmenté (Continuer les pilules, nouveau vésicatoire, chiendent nitré à 4 gr.).

Soir. P. 102 ; T. 38°,2.

Le 29. P. 120 ; T. 37°,4. La face est terreuse, mais la teinte ictérique a disparu. Le ventre est plus tendu ; l'ascite a augmenté. La matité remonte à droite jusque vers l'angle de l'omoplate, à gauche, deux travers de doigt moins haut, souffle et égophonie des deux côtés. Pas de toux, ni d'expectoration. Pas de salivation ; 300 gr. d'urine en 24 heures, épaissie, couleur rouge orangé, sans réaction bilieuse (4 pilules de protoiodure). Soir. P. 124 ; T. 37°,8.

Le 30. Matin. P. 120 ; T. 37°,1. Ventre très tendu, épanchement des plèvres persistant au même niveau. Urine 350 gr.

Soir. P. 124 ; T. 37°,6. Dans la soirés excès de

dyspnée, sueurs froides, pâleur cyanose, asphyxie imminente.

1er décembre. Matin P. 129; T. 37°,2.

On constate que la matité précordiale est augmentée, à la pointe du cœur, la main sent un léger frémissement, bruits du cœur sourds et lointains (vésicatoire précordial). Vin de semences de colchique; 15 gouttes trois fois par jour. Soir P. 100 ; T. 37°,8.

Le 2. Matin P. 116. T. 37°,4 ; respiration 30. Intelligence nette, mêmes symptômes physiques.

Soir. P. 120; T. 39. Resp. 32.

Le 3. Matin P. 86 ; T. 37°,8; respiration 35, trachéale depuis la nuit, face cyanosée ; lèvres bleues. Ponction, à 10 heures du matin, de la plèvre droite avec l'aspirateur Dieulafoy et extraction de 1 litre de liquide clair, séreux, citrin.

Le soir à 3 heures la cyanose étant considérable et l'asphyxie imminente, je fais une nouvelle ponction au côté gauche ; elle ne donne qu'une trentaine de grammes de sang, puis je fais une nouvelle ponction à droite, il s'écoule encore un demi-litre de liquide citrin.

Mais l'asphyxie continue, le malade est assis dans un fauteuil, la face bleue, couverte de sueurs fraîches, la respiration est trachéale, il avale encore du café. A 5 heures du soir, température hyponormale 35°,4 ; le pouls ne peut plus être perçu.

Mort à 10 heures du soir.

Autopsie faite trente-six heures après la mort.

Œdème des organes génitaux externes. Œdème léger des membres inférieurs. A l'ouverture de l'abdomen on constate dans le péritoine un litre de sérosité claire, citrine, le péritoine pariétal et viscéral est lisse non injecté

Le foie est volumineux ; son diamètre antéro-posté
rieur mesure 21 centimètres. Arborisations veineuses
notables à sa face convexe, la face inférieure offre en
avant du sillon transversal une teinte brunâtre ardoisée,
en arrière coloration rouge avec vergetures violacées
et plaques blanc jaunâtre correspondant à la coupe et
un tissu gras flasque anémié, de plus des nodosités jaunâtres nombreuses font saillie, ce sont des abcès contenant un pus crémeux, grisâtre, la *moitié postérieure
du lobe gauche est infiltrée d'une série de foyers purulents* dont quelques-uns ont un 1[2 à 1 centimètre de
diamètre, ces foyers deviennent confluents par place et
acquièrent alors le volume d'une grosse noix.

Au niveau du sillon transverse est un foyer de la
dimension d'une grosse noix, dont les parois sont
constituées par le tissu du foie et par celui de la tête
du pancréas ; son corps et sa queue ne contiennent pas
de pus, mais par la pression de l'embouchure du canal
de Wirsung dans le duodenum, on fait sourdre du
pus.

La vésicule biliaire renferme un peu de pus aqueux,
les canaux cystique et cholédoque sont perméables, leur
muqueuse n'est pas altérée. Le *tronc de la veine porte à
son entrée dans le foie renferme un thrombus ancien*
ayant 3 centimètres de longueur, blanc, fibrineux ;
après l'avoir extrait de la veine, il reste des coagula-
tions fibrineuses déchiquetées, adhérentes à sa paroi
interne, flottant dans la lumière de la veine. De plus
celle-ci est remplie de pus à ce niveau, elle n'est pas
epaissie, sa tunique interne est ramollie, pulpeuse,
gris sale et infiltrée de pus, *tout le tronc de la veine
porte offre cet aspect, ses deux branches de bifurcation et tous les rameaux qui en naissent sont remplis
de pus et offrent une face interne pulpeuse et grisâ-*

tre; en suivant les rameaux de la veine porte, on arrive aux abcès dont le foie est infiltré. La veine splénique est saine et perméable, la veine cave derrière le foie jusqu'au cœur est saine, elle contient un long caillot de 10 centimètres dont 3 centimètres à la partie inférieure sont décolorés et de date plus récente. Les veines sus-hépatiques qui se jettent dans la veine cave, incisées depuis le bord postérieur du foie, offrent un aspect normal et ne contiennent pas de pus. Au microscope le thrombus de la veine porte se montre constitué à sa surface par de la fibrine fibrillaire contenant dans ses mailles un très grand nombre de leucocytes, dans l'intérieur du thrombus la fibrine a subi la transformation granulo-graisseuse. La membrane interne du tronc et des branches de la veine porte, dissociées sous le microscope, montre une abondance de globules purulents. La rate est rouge, ferme, un peu hypérémiée mesurant 17 centimètres de diamètre vertical, 11 centimètres de diamètre antéro-postérieur; il n'y a pas d'abcès ni d'infarctus.

Au niveau de l'insertion de l'appendice iléo-cœcal au cœcum entre l'appendice et le méso-cœcum est un foyer rempli de pus du volume d'une grosse noix bien circonscrit par le tissu cellulaire autour de l'appendice, le fascia iliaca et le psoas ne sont pas altérés, l'appendice est épaissi, rouge, injecte adherent au tissu cellulaire, sa cavite est remplie de pus, mais sa muqueuse n'est pas ulcérée, on n'y trouve pas de corps étranger, pas de trace de perforation; la paroi est toute entière infiltrée de pus. Le cæcum a son apparence normale; l'intestin grêle et le gros intestin ne sont pas altérés, pas d'ulcération, ni trace de cicatrice. Mésentère non injecté; quelques nodules crétifiés dans son tissu, ganglions mésentériques non gonflés. Reins très congestionnés surtout dans leur substance médullaire, sans altération notable du parenchyme.

Le thorax contient 4 litres de sérosité claire et citrine dans la plèvre droite, 1[2 litre dans la plèvre gauche, le poumon droit est rétracté et vidé d'air par compression, le poumon gauche est congestionné et d'aspect carnifié dans son lobe inférieur.

La plèvre n'est pas épaisssie ni injectée, il n'y a pas de flocons fibrineux, mais des bandes de fibrine lisse tapissent les faces internes des côtes auxquelles elles constituent comme un revêtement qui leur est superposé ; les espaces intercostaux sont lisses et non tapissés de cette fibrine. (*Circonstance que nous n'avons trouvée consignée dans aucune autopsie*).

Le péricarde contient 150 gr. de sérosité citrine ; cœur dilaté en gibecière (dilatation du cœur droit) ; son diamètre transversal est de 13 centimètres, vertical de 15 centimètres. Orifices et valvules non altérés ; muscle du cœur sain.

Obs. V (Leudet. — Arch. génér. de médecine, 1853, t. I, p. 145.

Pyléphlébite suppurative diffuse consécutive a une suppuration du mésentère.

S... V..., blanchisseuse, âgée de 18 ans, d'une taille moyenne, yeux bruns, cheveux bruns, muscles bien développés, embonpoint médiocre, entre le 6 octobre 1852, à l'hôpital de la Charité, salle Saint-Bazile, n° 15, service de M. Rayer. Habituellement d'une bonne santé, vaccinée, elle n'a jamais eu la variole et ne se rappelle pas avoir eu de fièvres éruptives. Réglée à l'âge de 12 ans et demi (elle habitait alors Chartres, le lieu de sa naissance), la première évacuation menstruelle ne s'est

annoncée par aucun malaise et a apparu brusquement ;
depuis, les autres évacuations périodiques ont reparu
chaque mois ; elles durent deux à trois jours, sont médiocrement abondantes, et sont précédées en général,
pendant 24 heures avant leur manifestation, d'une légère douleur de reins qui disparaît quand le sang commence à couler.

Accouchée le 7 février 1852, à l'hôpital des Cliniques,
d'un enfant vigoureux à terme, sa grossesse avait été
heureuse, non accompagnée de vomissements à aucune
de ses periodes ; pendant toute sa durée, S..., avait con-
tinué ses occupations. L'accouchement fut facile et
spontané, les suites de couches non suivies d'aucun accident, elle n'allaita pas son enfant. Au bout de dix
jours, elle sortait de l'hôpital parfaitement guérie.

Dans le commencement du mois de mars 1852, début
d'une maladie qu'elle qualifie de fièvre typhoïde, et qui
se caractérisa au début par un grand affaiblissement
des forces, de la céphalalgie, des étourdissements et de
la diarrhée. Ces sympmptômes morbides, graduellement
croissants forcèrent la malade à entrer à l'hôpital de la
Charité, service de M. Briquet. Ce médecin auquel nous
avons demandé des renseignements sur la maladie de
S..., n'a pu nous en donner aucun sur la nature de
l'affection qu'il fut appelé à soigner à cette époque. Suivant la malade, les accidents furent graves, la diarrhée
devint très intense, les selles involontaires, et simulta-
nement survint du délire et de la perte de connaissance.
Elle ne peut dire à quel traitement elle fut soumise, elle
assure qu'il y avait absence de douleurs de ventre vives
et de vomissements, il n'y eut pas d'ictère. Les accidents
du côté du thorax ne paraissent pas avoir frappé la
malade : elle ne peut pas dire si elle toussait, elle assure n'avoir pas craché de sang et n'avoir jamais ex-

pulsé même une quantité minime de ce liquide par la bouche. Il n'y eut pas d'épistaxis au début, elle n'en a du reste éprouvé que très rarement dans le cours de sa vie ; elle ne saurait dire si, dans la durée de sa fièvre typhoïde elle eut des selles sanguinolentes. Entrée au mois de mars à l'hôpital de la Charité, elle n'en sortit qu'à la fin de mai, en pleine convalescence et put immédiatement reprendre ses travaux.

Depuis le mois de juin jusqu'au commencement d'octobre S..., jouit d'une bonne santé, l'appétit était celui qu'elle avait d'habitude ; elle n'éprouvait pas de diarrhée ou de douleurs abdominales, et exerçait constamment sa profession de blanchisseuse.

Jamais elle n'a eu d'ictère, de douleurs dans la région de l'hypochondre droit ou gauche. Dans l'intervalle de de sa fièvre typhoïde à la maladie qui la fit entrer dans le service de M. Rayer, elle ne ressentit ni frissons ni fièvre, ou du moins ces symptômes ne frappèrent jamais son attention ; elle ne se rappelle pas avoir reçu dans cet espace de temps de coup sur l'abdomen.

Le 1er octobre, elle jouissait encore d'une bonne santé, et exécutait sans fatigue, ses travaux journaliers.

Le 2, dans la matinée, sans cause connue, début des accidents se manifestant par des frissons durant la plus grande partie de la journée, sans claquement de dents, s'accompagnant d'une sensation de froid peu intense et non suivis de chaleur ou de sueur. Les forces diminuèrent rapidement et la malade fut obligé de garder le lit. Dans la même journée se manifesta du côté droit du ventre, et à la base du thorax une douleur gravative qui semble n'avoir pas eu pour siége un point limité, mais s'étendit dans tout le côté ; cette douleur était peu vive et gênait seulement la malade dans les grandes inspirations.

Le 3 octobre, le malaise persiste de même, les frissons ne
reparurent pas, mais la chaleur persiste, il y eut simultanément trois selles diarrhéiques dans la journée, sans
coliques, pas de vomissements : l'appétit se supprime
complétement ; la bouche était mauvaise, pâteuse, la
soif vive. Ces accidents augmentant, la malade se fit
recevoir à l'hôpital de la Charité. Nous étions dans les
salles au moment où la malade fut admise. Venue en
voiture à l'hôpital elle avait pu monter les deux étages
pour arriver aux salles, appuyée uniquement sur les
bras de deux personnes, mais sa faiblesse était marquée
et elle demanda à être couchée immédiatement. Ses
yeux étaient un peu caves, sa figure exprimait une
souffrance marquée, la peau chaude est un peu sèche,
nullement colorée en jaune pas plus que les sclérotiques ; l'intelligence qui est très développée, encore
bonne et la mémoire parfaite. Elle accuse de la céphalalgie gravative générale, de la faiblesse dans les
jambes, une sensation de courbature, mais pas d'étourdissements, même dans la station ; pas de bruit dans les
oreilles, ne tousse pas actuellement et ne crache pas.
La percussion et l'auscultation ne révèlent aucun phénomène morbide dans toute l'étendue des deux poumons. La respiration est dure moelleuse et vésiculaire,
égale dans les régions correspondantes des deux côtés ;
pas de râles. Langue rosée, médiocrement humide
bouche un peu pâteuse ; pas de nausées ni de vomissements. Dans la journée la malade a eu deux selles liquides dont elle ne connaît pas la couleur et qu'elle ne
peut pas assurer avoir été dépourvues de mélange san-
guinolent. Le ventre qui est presque lisse et offre à
peine quelques vergetures est un peu tendu, peu dou_
loureux à la palpation, excepté dans la région sous-
ombilicale et épigastrique, où la palpation provoque

·une douleur prononcée; cette douleur est gravative, spontanée, augmentée par la pression et les mouvements, mais ne paraît pas suivre une direction rectiligne. Le foie ne dépasse pas le rebord des fausses côtes et ne remonte pas en haut, au-dessus d'un plan horizontal tiré au niveau de l'appendice xiphoïde. Pouls à 112, plein et fort, bruits du cœur normaux ; rien d'anormal dans toute l'étendue et l'énergie des battements de l'organe. Pas de souffle dans les carotides.

Le 7, même état : douleur persistant dans le ventre, pouls à 120 fort et dur, égal ; aucune éruption n'apparaît sur le ventre. Les urines rendues sans douleur, sont peu colorées, ne noircissent point par l'acide nitrique, ne donnent aucun précipité par la chaleur ou l'acide nitrique, elles sont acides, ne réduisent pas le fer de la liqueur de Bareswill, et ne tourne pas au brun par l'addition de la potasse. (Gomme sucrée, 2 p., saignée du bras de 500 gr. Diète).

Le soir la saignée offre un caillot peu volumineux nageant dans un sérum abondant et n'offrant rien de remarquable, le caillot est couvert d'une couenne peu épaisse, se déchirant facilement quand on le soulève. 120 pulsations, chaleur marquee, même céphalalgie pas d'étourdissements, une seule selle diarrhéique dans la journée.

Dans la soirée, frissons durant environ une heure, s'accompagnant de claquements de dents et nécessitant l'usage de boules d'eau chaude et de linges chauds. Ces frissons que la malade ne sait à quoi rapporter se terminent graduellement et sont remplacés par une chaleur peu vive sans sueurs.

Le 8, dyspnée marquée, 45 respirations, plus de toux. L'examen du thorax pratiqué avec soin ne fait reconnaître aucun symptôme morbide. Pouls à 122 régu-

lier assez large et fort, sensation de prostration, peau
chaude et un peu sèche, langue assez sèche ; pas de vomissements. Abdomen sensible au toucher surtout dans
la région sus-ombilicale, pas d'éruption sur le ventre ;
pas de gargouillements dans la fosse iliaque droite ou
gauche. Les intestins distendus par des gaz donnent à
la percussion de l'abdomen un son tympanique, pas de
matité inférieure de l'abdomen, pas de fluctuation. La
rate ne donne pas à la percussion une matité qui dépasse d'une façon notable les dimensions ordinaires ;
elle ne déborde pas le rebord des fausses côtes, la malade assure n'avoir jamais eu de fièvres intermittentes
et n'avoir jamais habité de pays marécageux. L'examen
des régions dorsale et lombaire ne fait rien reconnaître
d'anormal ; pas de douleur à la percussion dans les
deux régions rénales. L'hypogastre n'est pas douloureuse spontanément ou à la percussion. Au toucher vaginal, orifice externe du col un peu béant, légèrement
déchiré à gauche, corps n'offrant rien d'anormal, pas
de chaleur vive dans le vagin ; pas d'écoulement blanc.
Le toucher vaginal ne fait constater la présence d'aucune tumeur dans le bassin (saignée du bras de 40 gr.

Le soir le caillot n'offre qu'un petit volume, et peu
de couenne à sa surface. Dans la soirée, la malade
éprouve de nouveau des frissons, mais moins violents
que ceux des jours précédents ; dans la nuit, elle dort
d'un assez bon sommeil. Dans la soirée, deux vomissements de matière aqueuse légèrement verdâtre a goût
amer. Pas de douleurs dans la journée d'aujourd'hui.
Pouls 136, même douleur abdominale.

Le 9, eau de Sedlitz, une bouteille. Deux selles diar-
rhéïques dans la journée ; aucun soulagement dans la
douleur abdominale.

Le 14, carbonate de magnésie 2 gr. Une seule selle

dans la journée, il n'y a plus de vomissements, peu de coliques ; même ballonnement du ventre, peu d'éruption à sa surface. Les veines sous-cutanées abdominales se dessinent plus que dans l'état normal. On n'étudie pas par négligence la direction du cours du sang dans leur intérieur.

Du 9 au 11, l'état de la malade semble s'être amélioré un peu, le pouls est de 110-116, la chaleur toujours assez vive, la douleur abdominale moins gravative encore limitée à la région sus-ombilicale et vers l'hypochondre droit ; aucun frisson n'a reparu.

Le 11, à 4 heures du soir, nous trouvons l'état de la malade devenu plus grave. La face est pâle, les yeux plus caves ; tremblement depuis environ une demi-heure, sans claquement des dents, malaise prononcé, sensation et brisement des membres; pouls à 120, peu développé, peu large. La malade accuse une sensation de froid marquée, la peau au contact de la main de l'observateur est sentie chaude ; douleur très vive dans la partie supérieure du ventre, contracture ne suivant aucun trajet nerveux, nausées, envies de vomir. La région du foie n'est pas plus douloureuse que l'épigastre, cet organe ne déborde pas en bas des fausses côtes (cataplasme émollient sur l'abdomen).

Le 12, les frissons ont cessé pendant la nuit. Ce matin la face est un peu plus calme mais toujours abattue ; intelligence bonne ; langue sèche et rouge, météorisme, pseudo-matité ou défluctuation à la partie inférieure de l'abdomen ; l'urine examinée de nouveau, ne présente rien de morbide, pas plus que les organes respiratoires, deux selles diarrheiques dans la nuit, volontaires.

Le 13, même état, (25 sangsues à l'épigastre), le soir. Les sangsues appliquées ont bien coulé ; la malade assure éprouver moins de douleur à l'épigastre, moins de difficulté et de gêne dans la respiration ; le pouls est à 108-110.

Le 14 au soir, nouvelle apparition de frissons intenses et violents dans l'après-midi, vers six heures ; claquements de dents, un peu de chaleur à la suite de ces frissons, qui ont duré environ une heure et demie. L'abdomen est toujours météorisé ; les veines sous cutanées abdominales se dessinent volumineuses dans l'épaisseur même des parois ; la pression épigastrique et dans l'hypochondre droit est très douloureuse, tellement qu'on ne peut parvenir à délimiter exactement le foie, dont les dimensions en bas paraissent augmentées. La peau du corps et de la face est pâle, mais nullement jaune, de même que les conjonctives ; les urines examinées plusieurs fois, ne présentèrent pas la coloration verdâtre caractéristique par l'addition de l'acide nitrique même quand ces liquides étaient maintenues en contact pendant 12 heures. La langue est toujours sèche et un peu rouge, la soif est très vive ; quelques nausées, anorexie complète ; plusieurs selles diarrhéiques jaunâtres dans la journée, une involontaire, dans la nuit précédente.

Du 15 au 22. L'état de la malade s'aggrave progressivement et d'une manière ininterrompue; la face exprime une souffrance marquée ; amaigrissement prononcé ; un peu de délire vague dans la nuit, et même dans la journée, somnolence presque constante ; les paupières ne recouvrent les yeux qu'incomplétement. Quand on interroge la malade, elle répond souvent d'abord d'une manière inexacte ; puis quand la question a été d'abord adressée plusieurs fois, elle semble revenir à elle, et fait alors une réponse juste. Pendant la nuit, elle parle fréquemment à haute voix, et pousse par moment des cris de douleur ; son décubitus est le plus souvent incliné sur le côté gauche ; elle se place rarement sur le dos, plus rarement encore sur le côté droit. Sa face demeure constamment pâle, sans aucune coloration ictérique de même que les conjonctives ; les urines et les matières fécales n'offrent rien d'anormal.

Les vomissements ne reparaissent plus, la bouche est toujours sèche, la langue d'un blanc noir mais lisse ; quelques fuliginosités apparaissent aux lèvres, aux narines et sur les dents. La soif est toujours vive, le désir des aliments nul ; le ventre volumineux développé ; les intestins météorisés : tout l'abdomen devient graduellement sensible au toucher, et l'exploration en devient difficile, la douleur principale siége toujours au niveau de la région épigastrique et dans l'hypochondre droit ; le foie augmente graduellement de volume, son bord inférieur un peu tranchant et horizontal dépasse le rebord des côtes ; il est douloureux à la palpation ; pas d'augmentation de volume de la rate ; selles involontaires jaunâtres, liquides ; pas de douleurs dans les articulations.

Du 22 au 26, la malade semble constamment approcher de la mort ; elle répond à peine aux questions et d'une manière |souvent inexacte ; pouls 124-132, peu développé et faible ; pas de frissons, chaleur de la peau marquée, que la malade semble elle-même éprouver péniblement, car elle cherche toujours à placer ses bras hors de son lit, l'intelligence revenant par moments mais disparaissant de nouveau au bout de quelques instants. L'abdomen est très volumineux ; la palpation en est difficile , le foie déborde d'au moins trois travers de doigt le rebord des fausses côtes droites.

Mort le 26 Octobre, à 10 heures du soir, après une agonie calme de près de trois heures.

Ouverture du cadavre le 28 Octobre, trente-trois heures après la mort ; temps pluvieux et chaud.

Pas de raideur cadavérique, coloration verdâtre des téguments de l'abdomen, qui est volumineux et sonore à la percussion.

Tête. — Pas de congestion des téguments du crâne, méninges saines, sans adhérence à la pulpe ; pulpe cérébrale dans l'état normal ; pas d'abcès dans l'épaisseur du cerveau ; liquide sous-arachnoïdien peu abondant ; une cuillerée à café environ de sérosité transparente dans les ventricules.

Poitrine. — Poumons libres dans les deux plèvres, qui sont saines, les deux poumons, sans traces d'abcès ou de tubercules, sont d'un gris rosé en avant, un peu brunâtres en arrière et à la base, laissent écouler dans ce point, à la coupe, une médiocre quantité de sérosité aérée, sans changement de consistance et surnageant. Pas d'épanchement dans le péricarde. Le cœur, d'un petit volume, assez flasque, ne présentait rien d'anormal dans l'état de ses orifices ou de ses parois ; le ventricule gauche contenait un peu de sang noirâtre, iquide ; le ventricule droit a un caillot jaunâtre, mou, récent, de sang coagulé.

Abdomen. — Pas d'épanchement liquide dans le péritoine. La surface externe des intestins offrait de riches arborisations capillaires, principalement abondantes vers le bord convexe des circonvolutions, leur surface externe apparaît comme semée de petits points blanchâtres, composés, comme le prouve l'examen microscopique, de globules de pus et de fibrine granuleuse, sans trace de corpuscules tuberculeux ; de plus,

de petites pseudo-membranes molles, jaunâtres s'enlèvent facilement de leur surface et sont plus abondantes
dans l'intervalle qui les sépare les unes des autres et les
maintiennent faiblement accolées; mais la plus légère
traction suffit pour rompre ces adhérences. Le péritoine pariétal, surtout à la paroi abdominale antérieure
et près des fosses iliaques, offre un riche lacis de vais
seaux capillaires; par places, cette injection apparaît
comme un pointillé fixe, et ailleurs comme de petites
ecchymoses qui ne s'enlèvent nullement par le lavage.

Les feuillets du mésentère qui soutiennent l'intestin
grêle sont infiltrés de pus qui apparaît dans le tissu
cellulaire intermédiaire avec deux lames séreuses comme
une couche jaunâtre continue. En disséquant une des
lames séreuses, on arrive dans des collections puru
lentes nombreuses, dans lesquelles baignent les ramifications veineuses, augmentées de volume et remplies
elles-mêmes par un pus jaunâtre, médiocrement con-
sistant; en poursuivant ces ramifications veineuses on
les trouve distendues de pus jusque dans le tronc de la
veine porte, au niveau de son entrée dans le foie; là le
calibre de ce vaisseau est incomplètement bouché par
un caillot ayant environ 2 centimètres de long, en-
touré de pus à sa surface, adhérant faiblement et dans
la moitié seulement de sa circonférence avec le calibre
des vaisseaux dont le sépare de l'autre côté une couche
de pus jaunâtre. Ce caillot est assez ferme, d'un blanc
jaunâtre et ne contient pas de pus à son intérieur ni
trace de sang.

En suivant les ramifications de la veine porte dans
le foie, on les trouve toutes, sans exception, injectées
de pus, sans trace de caillots dans aucun point de leur
étendue. La veine splénique ne contenait ni caillots,
ni pus et ses membranes étaient saines.

Les membranes des ramifications veineuses naissant de l'intestin, de même que le tronc de la veine porte et ses ramifications dans le foie, étaient d'une couleur grise foncée, résistantes, fermes et ne s'affectant pas quand on les ouvrait, au contraire, demeurant b antes comme les parois d'une artère ; leur membrane interne n'offrait pas l'aspect lisse caractéristique ; aucune injection ne put être notée dans l'épaisseur de la tunique externe comme dans aucune autre tunique. Le pus contenu dans les ramifications veineuses offrait à l'examen microscopique les caractères ordinaires du pus.

Les veines du bassin, les veines caves, supérieure et inférieure, les veines rénales étaient saines.

Le foie était volumineux.

Largeur maximum, 0^m32.

Hauteur, lobe droit, 0^m22 ; lobe gauche, 0^m18.

Epaisseur maximum, lobe droit, 0^m08.

A sa surface, on observait de nombreux foyers purulents entourés d'une auréole noirâtre interne, les foyers, contenant un pus jaunâtre, n'offraient pas de membrane qui tapissait leurs parois ; celles-ci étaient inégales, anfractueuses. Ces abcès étaient disséminés dans toute l'etendue du foie, aussi bien dans son lobe droit que gauche ; ils étaient en si grand nombre qu'on ne pouvait guère observer un pouce carré d'organe hépatique qui en fût exempt. Les veines hépatiques étaient saines ; les canaux biliaires libres contenaient une matière biliaire semi-concrète. La vésicule contenait une petite quantité de liquide brunâtre, clair, non visqueux ; sa membrane interne était saine. La rate, non augmentée de volume, était ferme, sans aucune trace d'abcès. Le pancréas sain. Les reins d'un volume ordinaire, un peu pâles, à l'état normal. L'estomac offrait une coloration grisâtre de sa membrane muqueuse ramollie dans

toute son étendue. L'intestin grêle, contenant comme
le gros, des matières fécales jaunâtres, liquides, n'offrait aucune saillie des follicules ou des glandes de
Peyer; pas d'ulcérations. L'utérus était sain.

Obs. VI (Frerichs) (1).

Séjour dans une contrée marécageuse ; fièvre ayant duré trois
semaines et de nature soi-disant typhique, douleurs vives
dans les deux hypochondres ; gêne dans les fonctions du
diaphragme ; absence d'altérations des poumons ; sueurs profuses ; constipation ; frissons repétés ; pouls très-fréquent,
collapsus rapide ; mort, autopsie ; adhérences nombreuses
des viscères abdominaux ; dans la rate, plusieurs abcès volumineux, communiquant avec la veine splénique dont les
parois inégales sont recouvertes de pus et de caillots solides
jusqu'à son embouchure dans la veine porte ; caillots en partie
décolorés, en partie d'un rouge brun, et pus dans les ramifications de la veine porte.

*Pyléphlébite suppurée consécutive à des abcès de la
rate.*

Ferdinand Scheider, âgé de 37 ans, ouvrier tonne-
lier, resta à l'hôpital Allerheiligen de Breslau du 2 au
13 novembre 1858. Il avait travaillé comme prison-
nier à Koberavitz, pendant six mois; il y tomba malade, il y a trois mois, et cette maladie, qui paraît
avoir été un typhus, dura trois semaines. Mais les renseignements fournis par le malade ne permettent pas
une opinion bien arrêtée sur la nature de l'affection
dont il fut atteint. Peu de temps après avoir repris son
travail, il éprouva dans la partie supérieure de l'abdomen de vives douleurs qui l'arrêtaient souvent dans son
travail et surtout gênaient ses mouvements ; il dit qu'en
même temps le ventre se gonfla et les garde-robes

(1) Frerichs. Loco citato.

devinrent difficiles. Sa mise en liberté ne le débarrassa
pas de ses douleurs; il fut obligé de garder le lit et
fut pris de sueurs telles que son hôtesse ne voulut pas
le garder davantage et qu'il fut forcé d'entrer à l'hôpital.

Le malade est un peu amaigri, a une fièvre modérée,
sue beaucoup et se plaint d'une douleur à l'épigastre et
à l'hypochondre qui gêne sa respiration. Ces régions
sont sensibles à la pression; la rate et le foie sont tumé-
fiés, le ventre est un peu soulevé, les garde-robes sont
rares. Le diaphragme remonte assez haut et ne descend
presque pas dans l'inspiration, tandis que le thorax est
alors fortement soulevé. Malgré une légère amélioration produite par l'huile de ricin, les douleurs et l'im-
mobilité du diaphragme, en l'absence de toute altération des poumons, persistèrent à un degré qui fit
admettre une péritonite circonscrite de la partie supérieure de l'abdomen.

Le malade avait un teint cachectique un peu grisâtre, mais il n'avait pas et n'avait jamais eu d'ictère,
la couleur des selles était normale, l'urine ne présentait
ni albumine, ni pigment biliaire.

Au bout de quelques jours, par suite de l'emploi des
émissions sanguines locales, il y eut un mieux sensible,
la fièvre était tombée, l'appétit avait reparu, le ventre
s'était affaissé, la respiration revenait à son type normal.

Le 10. La tuméfaction du ventre avait augmenté, et
il y avait de la fluctuation ; le scrotum et les extrémités
inférieures présentaient un peu d'œdème, les douleurs
et la fièvre étaient revenues avec les sueurs nocturnes.

Le 11. Il y eut un frisson d'une heure et demie suivi
de deux autres le lendemain, avec des sueurs profuses
mais sans ictère ; le pouls s'éleva à 150, les forces tom-

bèrent rapidement. Pas d'albumine dans les urines ;
selles de couleur normale ; pas de vomissements.

Le 13. Le malade meurt en essayant de se placer sur
le côté.

Autopsie. — Dix-huit heures après la mort.

Membranes cérébrales à l'état normal. Cerveau un
peu pâle et mou.

Voies aériennes libres ; poumons un peu fermes, d'un
brun rouge, hypérémiées, contenant de l'air dans toutes
leurs parties, modérément œdématiées en arrière. Le
diaphragme remonte jusqu'à la quatrième côte ; le lobe
inférieur du poumon gauche est solidement fixé par
d'anciennes adhérences. Le cœur ne présente rien
d'anormal dans son volume, ses valvules ni sa structure
musculaire ; l'aorte est saine.

L'abdomen contient environ un kilogramme de sérosité claire, les viscères abdominaux sont par places
unis entre eux et avec la paroi abdominale antérieure
par des adhérences solides ; le lobe gauche du foie est
adhérent au diaphragme ; un grand nombre de circonvolutions intestinales sont fixées à la paroi abdominale,
et les fausses membranes contiennent par places des
dépôts de matière purulente épaissie, caséeuse. L'union
de la rate au diaphragme est très-solide. Dans les efforts
pour la détacher, on ouvre un abcès du volume d'un
œuf, limité en dehors par les couches pseudo-membra-
neuses qui tapissent la face inférieure du diaphragme,
en dedans par le parenchyme de la rate réduit en bouillie d'un brun clair. Outre cet abcès si considérable, la
rate tuméfiée en contient plusieurs autres plus petits.
La veine splénique est remplie par un caillot purulent ;
une de ses branches communique directement avec
l'abcès le plus vaste ; les parois du vaisseau sont iné-

gales, d'une couleur sale, épaissies ; le caillot se prolonge jusqu'au tronc de la veine porte, sous forme d'un
cône arrondi et strié. La veine mésentérique est libre.

Le foie augmenté de volume et de consistance, d'un
brun gris, d'un aspect brillant un peu lardacé, présente
à l'extérieur, et surtout sur différentes coupes, des ramifications vasculaires blanchâtres, de l'orifice desquelles la pression fait sortir des caillots en partie solides, vermiculaires, d'un brun rougeâtre, en partie à
l'état de liquide purulent. Ces vaisseaux sont des branches de la veine porte. Le parenchyme qui les entoure
est sain. Les veines hépatiques sont exemptes d'altérations ; la vésicule biliaire renferme de la bile d'apparence normale.

L'estomac présente du mucus coloré par la bile.

L'intestin est distendu et on y trouve aux points
adhérents une teinte ardoisée qui comprend toute
l'épaisseur de la paroi ; çà et là existent de petites veines
dilatées. La muqueuse est normale et n'offre nulle part
de traces d'altérations typhiques guéries.

Reins et vessie pâles ; matières fécales de couleur
normale.

Obs. VII (Lebert. Loc. cit.).

*Pyléphlébite due à la présence de calculs dans les
conduits biliaires, à l'ulcération et à la suppuration consécutive de ces derniers.*

La mort arriva en trente-quatre jours. Le sujet était
une ouvrière de fabrique âgée de 20 ans, de faible constitution : il y eut au début des symptômes d'apparence
typhoïde, fièvre vive, douleurs de tête, abattement
considérable et diarrhée. Le neuvième jour survinrent

des frissons suivis bientôt de douleurs dans l'hypochondre droit et de gonflement du foie ; la diarrhée
continue ; ictère peu intense, nouveaux accès de frissons, amaigrissement rapide, somnolence et mort.

Autopsie. — Le foie étant considérablement développé et farci d'abcès : la veine porte était le siége
d'une inflammation purulente, sa membrane interne
était en partie détruite et recouverte d'une fausse membrane jaunâtre ; les conduits biliaires, fortement dilatés
contenaient une grande quantité de calculs, leurs parois étaient ulcérées et recouvertes de pus.

Obs. VIII (Résumée). — Leudet. Loc. cit.

*Dilatation des canaux biliaires intra-hépatiques par
ces calculs. Inflammation suppurative consécutive
à la veine porte. Mort.*

Un homme âgé de 65 ans, qui avait été antérieure-
ment atteint de coliques hépatiques, entre à l'Hôtel-
Dieu de Rouen pour des accès fébriles revenant à des
époques irrégulières. Ictère, amaigrissement progres-
sif ; coliques peu vives suivies d'augmentation, de la
teinte ictérique. Le malade tombe graduellement dans
un état typhoïde ; l'amaigrissement fait des progrès et
le malade meurt dans le coma.

Autopsie. — Le foie est un peu augmenté de volume.
Le canal cholédoque présente, au-dessus du canal cystique, un calcul biliaire volumineux ; un autre calcul
existe au niveau de la réunion des deux branches du
canal hépatique, au-dessus, plusieurs calculs occupent
les canaux biliaires intra-héatiques.

La branche gauche de division du canal cholédoque est très-dilatée par un amas de calculs et appuie sur la branche sous-jacente de la veine porte, distendue elle-même par un caillot. Aucune de ces modifications biliaires ne contient de pus.

La branche de la veine porte qui se rend au lobe gauche du foie est, à son origine, bouchée par un caillot mollasse adhérant faiblement avec la paroi vasculaire. En se rapprochant des extrémités capillaires des veines, on trouve dans leur intérieur un liquide purulent. Dans ce point, le parenchyme hépatique prend part à l'inflammation ; dans une étendue variant du diamètre d'un pois à celui d'une aveline, le parenchyme est d'une couleur jaune blanchâtre, ramolli et laisse suinter à la coupe un peu de pus; on trouve dans l'épaisseur de la glande hépatique une douzaine de points enflammés. Dans tous, on constate que l'inflammation purulente est placée au pourtour d'une division dilatée et enflammée de la veine porte.

Obs. IX (recueillie par M. E. Quenu, interne à la Pitié, Service de M. Desnos).

Pyléphlébite suppurative consécutive à des calculs biliaires.

Coliques hépatiques à répétition; ictère; fièvre intermittente quotidienne; douleur hépatique; foie gras ; appetit nul ; pas de diarrhee ; assoupissement presque continuel; connaissance conservée, mort. Autopsie : pas d'ascite ; foie volumineux; calculs dans le canal cholédoque et dans le canal cystique, dilatation de ces conduits ; veine porte remplie par un caillot fibrineux ramolli au centre et séparé de la paroi interne de la veine par une couche de pus; rameaux porte dilatés et termines par de petits foyers abcédes qui semblent appendus à l'extremite de ces vaisseaux, *examen histologique*; infiltration de la paroi du tronc porte et du canal choledoque par des leucocytes ; pas d'abcès metastatiques.

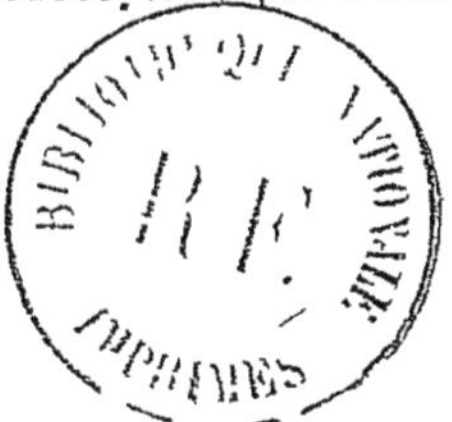

Le Dien   7

F... (Françoise), âgée de 50 ans, nous est amenée à la salle Sainte-Geneviève, n° 35, le 10 octobre, pour des accès de fièvre qui la prennent deux fois par jour depuis deux semaines.

Cette malade ne garde la chambre que depuis un mois , mais le début de son affection remonte à deux ans, époque à laquelle elle a été soignée, trente-cinq jours, dans le service de M. Gallard, pour des coliques hépatiques.

Auparavant sa santé était excellente, et même il y a un an F. F.... pesait encore 200 livres. Cette femme a eu sept enfants.

Au mois d'avril dernier, elle a commencé à maigrir. Tourmentée par ses douleurs hépatiques et par des vomissements, elle signale, en outre, comme cause de son affaiblissemement une métrorrhagie qui a duré trois mois et ne s'est arrêtée qu'il y a huit jours. La malade était régulièrement réglée jusque-là, et il nous est permis de supposer (interprétation que le toucher vaginal confirme) qu'il s'agit de troubles menstruels dus à la ménopause.

Jusqu'au mois d'avril 1878, F. F .. devenait jaune après chaque colique, puis la teinte ictérique disparaissait, l'ictère bien que léger a, au contraire, persisté depuis le printemps, et de temps en temps des accès de fièvre ont commencé à se montrer. Les accès de fièvre sont quotidiens depuis 15 jours, parfois même ils surviennent deux fois dans une journée ; ils commencent par un violent frisson, qui dure de quatre à cinq heures (c'est sa fièvre froide) auquel succède la fièvre chaude, et se terminent par une transpiration relativement peu abondante.

Le 16 octobre, la malade a un ictère peu marqué, sa dernière colique hépatique, survenue dimanche dernier, a été suivie de l' expulsion d'un calcul. F.., est faible, un peu déprimée, mais ne délire pas; très-lucide au contraire, elle raconte son histoire avec intelligence, et se plaint surtout de douleurs au-dessous des fausses côtes du côté droit.

Le foie est augmenté de volume son bord est senti jusqu'à l'ombilic.

L'appétit est nul, pas de diarrhée. L'urine renferme peu de pigment biliaire et pas d'albumine ni de sucre. Les selles ne sont pas graisseuses, elles ne sont pas décolorées.

Nous nous trouvons donc en présence d'une personne sujette aux coliques hépatiques, ictérique depuis cinq mois, et atteinte d'une fièvre à forme intermittente, non pas d'une fièvre transitoire accompagnant une colique, mais d'une fièvre se répétant une ou deux fois pas jour depuis deux septenaires. De plus le foie paraissait volumineux, l'on ne constatait aucune hydropisie. M. Desnos se crut autorisé à porter le diagnostic de *angiocholite suppurative.*

Le 18 la malade a un accès de fièvre dont la durée est de 6 heures.

Le 19 matin. Accès fébrile T. V. 36°, 6.

Le 20. A la visite du soir T. 38ᵉ. Son accès la prend ·à 10 heures.

La nuit du 20 au 21 est marquée par un peu d'agitation.

Le 21. Abattement considérable, les yeux sont enfoncés dans l'orbite et cerclés de noir, la soif est continuelle. La muqueuse buccale est rouge et recouverte de concrétions blanchâtres, dans lesquelles le microscope révèle la présence de l'oidium albicans.

Dans cette journée, nous n'observons pas d'accès de fièvre, la fièvre est continue

Le 22 matin, T, 38°4.

Accès de fièvre de 6 heures du matin jusqu'à 9 heures.

La peau a une teinte ictérique plus marquée qu'au moment de l'entrée à l'hôpital.

Le 22 au soir la malade est assoupie, elle a eu ce soir un frisson d'une heure T 37°,3.

A 10 heures du soir, troisième accès.

Le 23 au matin T 36°,7. Douleur dans le dos; un accès de fièvre.

Le 24 matin. T 37°,4. Soir T 40°, un accès dans l'après-midi.

Le 25 T 37°,4 le matin, pas de frisson dans la journée, un peu de diarrhée, selles graisseuses.

La malade est adynamique et urine sous elle, aussi il nous est impossible de recueillir toute la quantité d'urine en 24 heures. Cette quantité paraît, du reste, plutôt diminuée, l'urine renferme 10 grammes d'urée par litre.

Le 26 matin. T 37°,3 soir 37°,5. Frisson après la visite.

Le 27 soir. T 38°, 6. Frissons après la visite.

Le 28 matin. T 37°,5, soir 38°.

Les jours suivants, les accès de fièvre semblent s'éloigner, la malade est continuellement assoupie, ou bien laisse s'échapper des plaintes pour les douleurs qu'elle ressent dans le dos. La nuit elle a un peu de délire.

Le 1er novembre elle a encore sa connaissance complète.

La mort survient le 29 novembre.

Autopsie. — A l'ouverture de la cavité abdominale, nous voyons le foie descendre très bas, au-dessous des fausses côtes et dépasser même l'ombilic, la vésicule biliaire est située à deux travers de doigt au dessous de l'appendice xiphoïde, elle est pleine de calculs, ses dimensions sont normales.

En réalité le foie n'est que très peu augmenté de volume, comme nous le prouve son poids qui est de moins de 1000 gr. seulement il y a chez ce sujet une configuration un peu anormale, le diamètre antéro-postérieur étant très-long.

A la surface de l'organe, en arrière, certains points sont comme affaissés, d'autres forment des mamelons, non sans analogie apparente avec des noyaux d'encéphaloïde; ces points correspondent à des abcès du foie. Voici l'état des conduits excréteurs de la bile et des vaisseaux du foie : le canal cholédoque et l'artère hépatique sont compris dans une sorte de gangue adhérente au tronc de la veine porte. Le canal cystique est dilaté comme le cholédoque, il renferme deux gros calculs, dont l'un est enclavé, mais non immobilisé complétement. La dilatation de ces conduits est plus évidente encore quand on les a sectionnés longitudinalement.

Le diamètre du cholédoque, à son embouchure dans l'ampoule de Vater, est de 3 millimètres.

Au dessus dilatation ampullaire (2 centimètres), le diamètre du canal mesure, dans le reste de son étendue 13 mill. au lieu de 6.

Les conduits hépatiques à leur entrée dans le foie ont 6 mill. de diamètre, cette dilatation se retrouve dans les ramifications les plus petites des canaux bilieux.

Tous ces conduits renferment une bile jaune peu colorée, et pas trace de pus. Leur surface interne est lisse d'un jaune pâle.

La vésicule biliaire contient une douzaine de calculs.

Le canal cystique a 1 centimètre de diamètre; les 2 calculs qu'il renferme mesurent chacun environ 33 millimètres de circonférence.

Il n'existe pas de calculs dans les conduits intra-hépatiques, ni dans le cholédoque. Aucune trace d'ulcération ni de cicatrice.

Le canal pancréatique est perméable. Le tronc de la veine porte ouvert, nous laisse apercevoir un caillot ramolli non adhérent aux parois, blanchâtre à son centre; ce caillot n'envoie pas de prolongement dans les branches de bifurcation de la veine, il n'obstrue pas complétement la lumière du vaisseau.

La surface interne de la veine porte est recouverte de pus et de concrétions fibrineuses assez adhérentes à la paroi. Ces mêmes altérations des vaisseaux et le même contenu purulent se retrouvent dans toutes les ramifications de la veine porte, excepté dans toute cette portion du foie qui faisait saillie au-dessous des fausses côtes.

Les rameaux portes sont dilatés, remplis de pus, et communiquent avec les abcès que nous avons signalés au début. Ceux-ci forment comme des ampoules du volume et de la forme d'une petite poire, appendues à l'extrémité des vaisseaux portes.

Leur paroi est irréguliere, cloisonnée par des brides et tapissée d'un dépôt fibrino-purulent. On ne trouve pas de caillots dans les branches portes qui avoisinent les poches purulentes. Le pus qu'elles renferment est épais, crémeux. Les veines sus-hépatiques et la veine cave sont indemnes sur une coupe transversale des organes du hile, on distingue la lumière de l'artère; cette artère est saine. Sur cette même coupe, on constate que le tronc de la veine porte et le canal cholédoque sont adossés et unis intimement par un tissu inflammatoire qui a confondu leurs parois.

L'examen microscopique nous montre une infiltration de leucocytes dans les parois de la veine et dans les tuniques externe et moyenne du cholédoque.

Aucune trace de sclérose dans le parenchyme hépatique, excepté au voisinage de la vésicule de la bile.

L'examen des différentes couches apparentes de la veine porte et des régions correspondantes est fait avec soin.

La rate est très volumineuse, un peu diffluente.

Poids 620 grammes.

La veine splénique est saine, l'intestin grêle et ses veines n'offrent rien de particulier, de même le gros intestin. La muqueuse de l'estomac est injectée et ecchymosée par places, mais ses veines ne sont pas enflammées, le pancréas paraît sain.

Les reins sont très congestionnés; pas plus que les poumons et la rate ils ne renferment d'infarctus. Plusieurs articulations (les deux genoux, les deux tibio-tarsiennes, une scapulo-humérale, une métatarso-phalangienne etc.), sont ouvertes; pas de pus.

Le cœur et les poumons sont sains. Pas de liquide dans les séreuses (péritoine et plèvre).

En résumé dilatation des voies biliaires, et inflammation suppurative de la veine porte, telles sont les lésions que nous révèle la nécropsie.

Obs. X. — Leudet (loc. cit.).

Kyste hydatique du foie longtemps stationnaire; dans les deux derniers mois ictère, fièvre, hoquet; ouverture du kyste pratiquée dans les derniers jours de la vie après l'apparition de ces symptômes; mort; kyste hydatique communiquant avec une branche de la veine porte enflammée, abcès du foie.

H. Eugène, brocanteur, âgé de 37 ans, d'une taille

élevée, muscles bien développés, entre le 16 septembre 1862, à l'Hôtel-Dieu de Rouen.

D'une bonne santé antérieure, il a été atteint en 1855 d'une kératite gauche, avec opacité consécutive de la cornée après un coup sur l'œil gauche. Dans le courant de la même année il remarqua, sans aucun malaise antécédent ou simultané, une augmentation du volume du ventre; l'abdomen grossit aussi graduellement jusque il y a un an. Le maximum de sa circonférence, au dire du malade, mesurée à l'ombilic aurait été de 1 m. 50 en 1861; depuis cette époque le volume du ventre diminue.

Il en fut d'abord averti par ce fait, que la ceinture de son pantalon devenait trop large; il constata alors que la circonférence du ventre n'était que de 1 m. 14 et enfin de 1 m. 02. Malgré cette amélioration apparente, H... commença au mois de juillet 1862, c'est-à-dire, il y a deux mois, a éprouver du malaise, de la fièvre revenant par accès irréguliers, principalement le soir; simultanément l'appétit disparut, il survint quelques vomissements, aucune diarrhée.

Un médecin d'Elbœuf lui prescrivit un vomitif, qui provoqua plusieurs vomissements sans amener aucune amélioration. En août 1862, pendant la durée de ce malaise qui nécessite une diète absolue de vingt-deux jours, apparut un ictère qui devint rapidement marqué. H.... n'avait à cette époque aucune douleur notable dans la région du foie; il entra une première fois à l'Hôtel-Dieu, pendant son séjour l'ictere diminua un peu, mais il ne retrouva pas la santé.

Au moment de l'admission dans ma division le 16 septembre 1862, H.... se plaignait surtout de douleurs épigastriques et lombaires, de frissons suivis de chaleur et qui revenaient de temps à autre.

Dans les premiers jours de son séjour le pouls varie de 72 à 80. L'ictère était modéré; l'urine d'une couleur foncé brun et à reflet verdâtre. L'épigastre était le siége d'une tumeur globuleuse, s'étendant de l'apophyse xiphoïde à l'ombilic et offrant un diamètre transversal de 0 m. 24, sur une hauteur de 0 m. 19. Cette tumeur était lisse à sa surface, un peu élastique, sans aucun frémissement hydatique et se continuait manifestement avec le lobe droit du foie augmenté de volume. Aucune dilatation des vaisseaux sous-cutanés abdominaux, pas d'ascite.

Les autres organes ne présentaient aucune trace de lésion. Limonade, frictions hydrargyriques

Du 20 au 26 septembre, augmentation du malaise, frissons revenant presque tous les jours et suivis de chaleur; ces frissons ont lieu habituellement dans la soirée, tout l'accès fébrile dure de une à deux heures. Il assure n'avoir jamais eu de fièvre intermittente; la rate ne présente aucune augmentation de volume. L'ictère augmente chaque jour. Dans cette période, la tumeur et tout le foie deviennent le siége d'une douleur vive, spontanée, gravative, et augmentant par la pression; pas de météorisme, aucune trace d'épanchement sous le péritoine, constipation.

Du 26 au 29. Rétention d'urine, nécessité de pratiquer le cathétérisme deux fois par jour; au bout de ce temps les urines sont évacuées volontairement. Les frissons reparaissent chaque jour; pendant cette période, les nausées et les vomissements sont encore fréquents, les douleurs spontanées et provoquées a la surface du kyste beaucoup moins vives; son volume est demeuré le même.

Le 4 octobre, recrudescence du malaise; les frissons n'ont pas reparu depuis huit jours, mais l'état nauséeux est plus marqué. Je commence l'application de petits morceaux de potasse caustique sur la partie la plus saillante du kyste, dans le but d'ouvrir suivant le procédé de Récamier; ces applications, au nombre de six, toutes sur le même point, sont faites les 4, 5, 6, 7, 11 et 14 octobre. Le malade les supporte très-bien, il ne s'écoule pas de sang par l'orifice artificiel. Pendant ce temps, l'état du malade s'aggrave progressivement; fièvre continue, le pouls varie de 96 à 104 pulsations. Ictère croissant; à partir du 11 survient un peu de météorisme, une recrudescence des douleurs abdominales et un hoquet qui se repète souvent dans la journée. Adynamie.

Le 14. Un peu de liquide sanieux, mêlé de pus, s'écoule spontanément par la fistule. Même adynamie : un peu d'enduit pultacé de la langue; pouls à 114, hoquets par moments, quelques vomissements. Même sensibilité de l'hypochondre droit. L'écoulement du liquide persiste le 15 octobre. Le 18, à quatre heures du soir, j'introduisis, sans grande difficulté, dans l'orifice fistuleux et poussée jusque dans le kyste, une sonde de gomme élastique d'assez gros volume; il s'écoule une assez grande quantité de liquide purulent et fétide. Par la sonde laissée à demeure, j'injecte d'abord un peu d'eau tiède et ensuite de l'eau alcoolisée. Avec le liquide je vois sortir du kyste des lambeaux de poche hydatique. Pendant la nuit du 18 au 19, l'état du malade semble meilleur; l'adynamie est toujours marquée. Le 19, j'ajoute dans le kyste 120 grammes d'eau additionnée d'une petite quantité d'iodure de potassium.

Du 20 au 22, les mêmes injections sont continuées ; des lambeaux de poches hydatiques sont expulsés en assez grand nombre; elles sont toutes pellucides. L'écoulement n'est plus sanieux, absence de frissons, pas de vomissements, menace de syncope. L'intelligence reste bonne, aucun délire, le ventre n'est pas météorisé. Mort le 22 octobre 1867 à une heure du matin.

Examen du cadavre le 23 octobre 1862, à 9 heures du matin. Temps frais et humide ; aucune raideur cadavérique ; pas de trace de putréfaction.

Aucune altération des téguments du crâne, les méninges sans aucune lésion s'enlèvent normalement, sans entraîner aucun fragment de la pulpe cérébrale qni est partout saine, sans aucune trace d'hydatides, de cysticerques ou d'autres vers. Méninges spinales saines, aucune trace d'adhérences entre les deux feuillets de l'arachnoïde, pas de plaques calcaires. Moelle épinière partout saine.

Aucune altération de deux plèvres, avec quelques adhérences celluleuses, lâches à la base du poumon droit ; aucune trace de pneumonie ou d'hydatides ; le tissu pulmonaire est crépitant, sain, sans trace d'abcès d apoplexie pulmonaire.

Aucune adhérence ancienne ou récente des deux feuillets du péricarde, pas de plaques laiteuses. Cœur d'un volume ordinaire, sans aucune dilatation, sans aucune altération de volume Aucun épanchement dans la cavité du péritoine, absence d'injection morbide des deux feuillets de la séreuse abdominale. Aucune trace d'adhérences anciennes.

Muqueuse stomacale saine, aucune altération de la muqueuse de l'intestin grêle ou du gros intestin. Absence de vers.

Le foie est très augmenté de volume, surtout dans son lobe gauche entièrement occupé par un vaste kyste globuleux, ayant transversalement un diamètre de 0 m. 17 sur un diamètre vertical de 0 m. 16. Le kyste est à découvert dans presque toute son étendue, aussi bien en avant qu'en arrière, où l'on reconnaît la tunique fibreuse extérieure parsemée dans plusieurs points de petits vaisseaux et recouverte en bas d'une couche graisseuse épaisse, contenue dans le grand épiploon. En haut et un peu en avant, on trouve le reste du parenchyme du foie étalé comme un capuchon au-dessus du kyste. En avant et vers la réunion du tiers supérieur et du tiers moyen du kyste, existe l'orifice fistuleux artificiel pratiqué pendant la vie ; le trajet fistuleux n'est nulle part perforé ; il traverse la peau, le tissu cellulaire sous-cutané et les muscles doublés d'une couche épaisse de graisse jaunâtre ; les adhérences peu étendues n'ayant pas plus d'un centimètre d'épaisseur, qui fixent la surface du foie à la paroi abdominale, sont fermes mais peuvent s'arracher par une simple traction. Le travail phlegmasique ne s'est pas étendu à la surface du foie. L'ouverture du kyste est circulaire et livre encore passage à la sonde qui y a été placée pendant la vie.

La cavité du kyste ne présente pas de poche hydatique enveloppant les autres hydatides : celles-ci nagent dans un peu de liquide d'un jaune bistre, ayant l'odeur du liquide qui s'écoulait pendant la vie et encore teint par la teinture d'iode. Les hydatides étaient au nombre de plus de cinquante, d'un volume très-variable ; plusieurs avaient le volume d'une grosse noix et étaient encore à parois pellucides, elles contenaient un liquide un peu trouble dans lequel, et sur la face interne des parois principalement, on rencontrait de petits grains blanchâtres formés par des échinocoques. D'autres hydatides étaient rompues et présentaient une teinte gris sale de leur membrane. La cavité du kyste était uniforme et ne présentait aucun diverticulum.

La paroi externe du kyste hydatique était cellulo-

fibreuse et un peu rougeâtre par places ; en dedans et
plus rapproché de la ligne médiane, mais sur la même
ligne que l'orifice artificiel, existait un point noirâtre
du diamètre d'un centime et dans lequel la paroi du
kyste, considérablement amincie, adhérait au péritoine
et à l'aponévrose profonde de la paroi abdominale,
elle-même un peu pigmentée de noir. Aucun autre
point d'adhérence n'existait à la surface antérieure ou
postérieure du kyste. Cette tunique fibreuse était recouverte en dedans d'une couche grumeleuse, comme caséeuse, d une couleur un peu vineuse, due sans doute
au contact de la teinture d'iode, sans aucun développement musculaire. En soulevant avec facilité, par le
grattage, cette couche de détritus, on voyait au-dessous
la face interne de la tunique fibreuse d'un blanc nacré,
offrant par places des trabécules un peu saillantes mais
nulle part libres, partout adhérentes. Dans la partie
postero-inférieure du kyste existait un orifice circulaire
d'un diamètre d'un centime et à bords un peu noirâtres,
bouché incomplétement par une couche fibrineuse,
communiquant avec les branches intra-hépatiques de la
veine porte, comme je le dirai plus loin.

Le parenchyme du foie autour du kyste était un peu
dense, mais sans inflammation chronique : le lobe droit
du foie n'était pas augmenté de volume ; à sa surface
aucune coloration morbide, qui fît supposer une altération profonde de son parenchyme. Aucune trace d'un
autre kyste hydatique dans ce lobe, pas plus que dans
le reste du lobe gauche qui coiffait le sommet du grand
kyste décrit plus haut. En coupant le lobe droit, on
trouvait au moins une trentaine de petites collections
purulentes, les unes du volume d'une lentille, les autres
d'un pois, sans aucune trace d'inflammation des paren-
chymes, et semblant sortir de divisions ténues de la veine

porte. Le tronc même de ce vaisseau examiné au niveau du hile du foie, était parfaitement normal, mais en suivant ses ramifications qui se dirigeaient vers le kyste, on trouvait une grosse branche renfermant des grumeaux· fibrineux qui oblitéraient ce vaisseau, et adhéraient faiblement à sa paroi ; celle-ci n'offrait aucune trace d'injection et ne contenait pas de pus. Ces concrétions oblitéraient presque la lumière du rameau veineux quand on arrivait en arrière du kyste, où l'on trouvait une communication du diamètre d'un centime, bouchée en grande partie à l'intérieur du kyste, par la matière grumeleuse indiquée plus haut. Les principales branches de la veine porte, suivies dans le reste de l'organe, ne contenaient ni hydatides, ni fragments de ces vers. Dans toutes ces veines, on trouvait quelques petites concrétions fibrineuses récentes , mais nulle part de petites collections purulentes avant d'arriver près de leur terminaison. Les grosses et les petites branches des veines sus hépatiques, ne renferment ni caillots, ni traces de pus. Les canaux biliaires intra-hépatiques sont assez larges, ne contenant que peu de bile sans concrétion ni suppuration. Les canaux cystique et hépatique, de même que le canal cholédoque sont sains. Un peu de bile fluide, d'un vert clair, dans la vésicule qui est saine. Rate d'un tiers plus volumineuse que dans l'état normal sans aucun kyste contenu dans l'intérieur, sans aucune trace d'inflammation.

Reins sains.

Vessie normale.

Les muscles examinés au tronc et au col n'ont pas offert de traces de vers d'aucune espèce.

Obs. XI. — Schoenlein. Loc. cit. (1).

*Inflammation de la capsule de Glisson, pyléphélébite
suppurée consécutive.*

Le sujet est un sellier de 20 ans, bien portant et
robuste, qui fut pris sans cause connue de douleurs
violentes vers la ligne blanche, entre l'ombilic et l'ap ·
pendice xiphoïde. Le ventre était souple, sensible à
la pression ; langue jaune, fièvre vive. On diagnos-
tiqua une périentérite. (Saignées générales et locales,
cataplasmes et bains chauds, eau de laurier-cerise).
Disparition de la fièvre ; le 3ᵉ jour frisson violent,
qui se répéte à intervalles indéterminés et revient jusqu'à trois fois dans un jour. Urine d'un brun foncé,
teinte ictérique des téguments, selle d'un brun noir.

On croit à une pyléphlébite. Calomel, frictions avec
l'onguent napolitain ; salivation. La fièvre prend le
caractère hectique, les frissons plus rares laissent plusieurs jours d'intervalle ; amaigrissement rapide, teinte
verdâtre des téguments : quinine. Dans la septième
semaine, le ventre se tumefia et devint sensible, il y
eut des vomissements de matières verdâtres, exhalant
à la fois une odeur fétide ; le foie et la rate augmen-
tèrent de volume ; délire et mort au bout de deux
mois.

Autopsie. — On trouva une légère injection du
péritoine sur le côlon transverse : derrière celui-ci pré-
cisément sur la ligne médiane, entre l'ombilic et l'appendice xiphoïde, là où la douleur avait existé pendant
la vie, une portion d'intestin grêle était unie au méso-
côlon, et en rompant ces adhérences, on tomba sur

(1) Klinische Vortrage de Guterbock. Berlin, 1842, p. 275.

un abcès rempli de pus épais et limité par des bords durs, calleux. Cet abcès conduisait par un court trajet sur la veine porte, dont le tronc était notablement dilaté et rempli d'un pus jaune foncé ictérique. Les branches de la veine contenaient également du pus. La membrane interne de la veine paraissait épaissie et veloutée ; le parenchyme du foie n'était pas altéré ; la rate avait le double de son volume normal, le cœur et les poumons étaient sains.

Obs. XII. — Lambron. Loc. cit.

Pyléphébite suppurative provoquée par une arête de poisson.

Le 4 Juin 1841, entre à l'hôpital de la Pitié, salle St-Athanase n° 15, le nommé François Roussy, journalier âgé de 69 ans, de petite taille, assez musclé, mais cependant paraissant encore plus vieux que son âge. Depuis quelques semaines, ce malade souffre de l'estomac ; a de temps en temps des envies de dormir, et va très difficilement à la selle Ne sachant à quelle cause attribuer ce malaise, si ce n'est, dit-il, à ce qu'il croyait avoir trop de bile, il s'administra lui-même, il y a une huitaine de jours, un grain d'émétique qui ne lui procura aucune amélioration Le jour de son entrée à l'Hôpital, il est pris de frissons irréguliers et d'envies de vomir, et dort mal la nuit.

Le 5 juin, à la visite du matin, examiné avec soin, on trouve le pouls à peu près normal ; la respiration excellente ; la langue blanche, quelques envies de vomir, de la constipation . il accuse dans l'hypochondre droit des douleurs qui se présentent sous forme de malaise continu avec des exacerbations que le malade compare à des crampes très vives, la pression sur cette région est à peine douloureuse ; le foie et la rate ont leur volume normal ; les autres fonctions reparaissent régulièrement. (Limonade vineuse, le quart).

6 et 7 Juin. Les frissons ne se sont pas montrés ; mais les douleurs dans l'hypochondre ont été très violentes et ont beaucoup fatigué le malade ; la langue est couverte d'un enduit blanchâtre : il y a quelques envies de vomir, la pression sur l'épigastre n'est pas douloureuse, la constipation persiste. (Un grain d'émétique, eau de veau, julep.)

Le 8. Le malade est plus souffrant, les douleurs ont été très vives dans la journée, la peau et les sclérotiques ont pris une légère teinte jaunâtre, les urines n'ont pas une couleur jaune bien appréciable.

Le 11. Les douleurs dans l'hypochondre droit persistent toujours avec des exacerbations de temps en temps. La teinte ictérique de la peau et des sclérotiques est plus prononcée.

Les urines examinées jusqu'à ce jour avec l'acide nitrique n'auraient rien donné ; aujourd'hui cette urine développe une couleur verte qui ne passe pas au rose par un excès d'acide (200 gr. de sang sont tirés par six ventouses appliquées sur la région du foie).

Le 12. La douleur est moindre, mais le malade a eu des envies de vomir et quelques frissons le soir, suivis de chaleur et de sueurs ; sa langue est sèche, couverte d'un enduit noirâtre, il a le hoquet et a rendu quelques selles liquides verdâtres, le pouls est à 96 Le volume de la rate n'est pas sensiblement augmenté ; cependant, à cause de l'accès fébrile bien caractérisé, on administre 20 centigrammes de sulfate de quinine.

Le 13. L'état est à peu près le même qu'hier, le hoquet se montre de temps en temps, le malade a eu quelques frissons la nuit, le stade de chaleur a manqué, les sueurs ont été moins abondantes ; encore un peu de fièvre le matin, 80 pulsations par minute. (Vésicatoires sur l'estomac pour arrêter le hoquet, 20 centigrammes de sulfate de quinine ; bouillon)

Le 14 Le sulfate de quinine administré deux jours de suite n'a point arrêté ou modifié les frissons et les accès fébriles, le hoquet s'est montré encore quelquefois. (Eau de seltz, tisane de gomme et de groseille).

Le 15. Les accès fébriles simulant des accès de fièvre intermittente avec plus ou moins de régularité dans les trois stades, et résistant à l'emploi du sulfate de quinine, le hoquet, l'ictère, les douleurs de l'hypochondre droit, l'absence de lésions dans d'autres points du corps et le volume à peu près normal de la rate, font porter le diagnostic de phlébite hepatique.

Le 17, le malade est dans cet état qu'on a décrit sous le nom d'état putride des vieillards. (On prescrit de l'eau magnésienne).

Le 18. Le malade va un peu mieux, la coloration ictérique semble moins prononcée.

Le 22 et le 23. On donne de nouveau une bouteille d'eau magnésienne.

Le 24. Le malade se sentant mieux, demande à manger, on lui donne le quart ; le soir il était pris de frissons violents avec fièvre ; mais cette fois les stades sont confondus, car les frissons ont lieu en même temps que le corps est couvert de sueurs abondantes, les urines renferment beaucoup moins de bile.

Le 25. La fièvre n'a pas sensiblement cessé et semble vouloir devenir continue, la peau est couverte de sueurs, la langue qui les jours précédents, s'était humectée, redevient sèche, le malade se plaint également de ses douleurs qui l'avaient quitté depuis cinq ou six jours.

Les 26 et 27. Les frissons apparaissent de nouveau avec le hoquet de temps en temps, la fièvre a pris le type intermittent, le pouls est résistant et assez développé, l'auscultation fait percevoir un peu de râle crépitant avec souffle léger à la base du poumon droit, le malade est très abattu. (Vésicatoire sur le côté droit de la poitrine).

Les 28 et 29. Le malade s'affaisse de plus en plus; il y a un peu de délire : son pouls petit et dépressible est à 104; il meurt dans la nuit du 29 au 30 juin.

Autopsie. — Trente-heures après la mort. Légère teinte ictérique de tous les tissus. Point de sérosité dans l'abdomen.

Le foie a son volume normal; sa couleur est d'un jaune verdâtre foncé ou bronzé. Les membranes d'enveloppe sont saines; seulement la séreuse offre en quelques points des adhérences avec le feuillet péritonéa qui recouvre le diaphragme. La vésicule biliaire a son volume ordinaire, elle offre également quelques adhérences séreuses. Elle est remplie d'une bile qui a tous les caractères de la bile ordinaire.

En disséquant le pédicule vasculaire du foie et surtout les canaux biliaires qu'on trouve un peu dilatés, une incision faite par mégarde laisse écouler une petite quantité d'un liquide rougeâtre sanieux, mélangé à quelques petits flocons de pus. Je crus d'abord que cela venait des canaux biliaires, j'aurais vu alors le duodenum et je cherche si le canal cholédoque ne serait pas oblitéré à son embouchure; je ne trouvai rien d'anormal; une bile jaunâtre épaisse s'écoule même facile ment du petit tubercule sur lequel est la lumière de ce conduit biliaire. On incise le canal dans sa longueur; il ne laisse échapper que de la bile, il n'est point malade. Une ligature est posée sur le bout supérieur pour empêcher que la bile en continuant de fluer, ne gêne dans la dissection des autres vaisseaux du pédicule du foie. Bientôt il est facile de voir que ce pus vient de la veine porte. On incise ce vaisseau, et il envoit un flot de liquide lie de vin. En suivant les racines ou les divisions mésentériques de cette veine, on trouve sur le tronc de la veine mésentérique supérieure, un corps étranger que l'on reconnaît aussitôt pour une arête de poisson. Celle-ci, implantée dans la tête du pancréas, traverse obliquement de haut en bas et d'avant en arrière la paroi antérieure de cette veine, plonge dans sa cavité, et s'est engagée de 1 ou 2 millimètres dans la paroi postérieure et épaissie de ce même vaisseau. Sa longueur est d'environ 3 centimètres, sa grosseur est celle d'une petite épingle, elle est jaunâtre, dure et résistante ; l'extrémité qui est engagée dans la veine est contournée en forme de tire bouchon.

Au niveau de l'ulcération produite par ce corps étranger, la veine mésentérique a sa cavité oblitérée par de fausses membranes de couleur gris ardoisé. Celles-ci sont adhérentes et font parfaitement corps avec les parois de ce vaisseau ; elles s'étendent depuis les embouchures des petites veines qui viennent directement de la partie supérieure du segment jusqu'à l'orifice de la veine splénique, en devenant de moins en moins adhérentes et même l'une d'elles s'avance et flotte un peu sur cet orifice qu'elle recouvre à peu près à moitié. Au-dessous de cette oblitération, les divisions ou racines de cette grande mésaraïque sont saines, seulement elles renferment des caillots sanguins fibrineux dans l'étendue de quelques pouces.

La veine splénique a son calibre, sa couleur et sa consistance ordinaires, mais elle contient une certaine quantité du liquide couleur lie de vin, que nous avons déjà noté en ouvrant le tronc de la veine porte. Il est vraisemblable que ce liquide aura coulé après la mort, et peut-être pendant la dissection, dans cette veine splénique, parfaitement saine d'ailleurs, comme je viens de le dire. Avant de suivre plus loin les altérations veineuses, il était curieux de savoir comment cette arête avait pénétré là. Etait-elle venue directement de l'estomac? C'était la première question qu'on devait naturellement se faire. On remet alors en place cet organe qui avait été seulement soulevé pour faire la dissection du pédicule vasculaire du foie, et l'on voit facilement sur la face postérieure de l'estomac, à un centimètre environ du pylore, un point brunâtre d'un millimètre de diamètre, correspondant à l'extrémité libre de cette arête et offrant à son centre une petite dépression recouverte d'ailleurs par le péritoine lisse et sans la plus petite trace d'adhérence. La face interne de l'estomac, examinée dans le point correspondant à ces traces de lésion, n'offre pas de tache brunâtre, mais on y voit un petit pertuis dans lequel on engage facilement la pointe d'une épingle. Une soie de sanglier nous montre que c'est l'ouverture d'un petit trajet qui comprend à peu près l'épaisseur des parois de l'estomac, mais est terminé en cul-de-sac, c'est-à-dire, est oblitéré au niveau de la petite dépression que nous avons remarquée sur la face externe de l'estomac.

Quoique ce trajet ne soit plus perméable et qu'on ne trouve plus d'adhérences séreuses sur la face externe de l'estomac, parce que, très faibles, elles auront sans doute été rompues pendant les efforts de vomissements, il ne paraît pas douteux que cette arête n'eût traversé l'estomac dans le point que nous venons d'examiner, pénétré la tête du pancréas dans le point correspondant, et cheminant toujours, n'ait perforé la paroi antérieure du tronc de la grande mésaraïque, dans la cavité de laquelle elle est entrée, en causant les désordres que nous avons indiqués.

Si maintenant nous passons à l'examen de la veine-porte et de ses branches hépatiques, on trouve le tronc de cette veine non oblitéré, mais rétréci par de fausses membranes très peu adhérentes aux parois veineuses qui paraissent seulement un peu épaissies. Le sinus porte est rempli de pus mélangé de sang et dans certains points de pus phlegmoneux. Si l'on suit plus loin les divisions hépatiques de cette veine, on en trouve quelques-unes remplies du même liquide lie de vin avec leurs parois tantôt saines, tantôt enflammées, épaissies et présentant dans quelques points des fausses membranes d'un gris ardoisé. D'autres contiennent seulement des caillots de sang, qui se prolongent jusque dans de très petites ramifications de ces divisions veineuses. Enfin, d'autres branches sont restées étrangères à ces désordres et sont parfaitement saines.

Le foie n'offre point d'abcès métastatiques; mais son tissu au niveau du sinus porte est très ramolli; on le trouve même à l'extrémité droite de ce sinus d'un brun ardoisé très prononcé et presque diffluent; un peu plus de durée dans la maladie, et il est probable que ce tissu eût été transformé en pus. Dans les points du foie où se portent les divisions veineuses, qui sont saines, le tissu hépatique n'est point altéré; les granulations, d'un jaune verdâtre, sont très bien conservées, les espaces interlobulaires sont rougis par le sang qu'ils renferment, ainsi que la veine intra-lobulaire. Dans ceux où se portent les divisions veineuses qui contiennent des caillots sanguins, les granulations sont également intactes, mais elles sont moins rouges à leur circonférence et à leur centre. Enfin, dans les points du foie où se portent les divisions veineuses qui contiennent du pus et sont enflammées, les granulations sont encore conservées, mais le tissu interlobulaire est mou, comme diffluent, et les veines intra-lobulaires paraissent sur une coupe exsangues et béantes.

Les veines sus-hépatiques sont parfaitement saines et ne renferment que très peu de sang.

Les reins, la rate et les intestins ne sont point malades. Le poumon droit offre un peu de pneumonie hypostatique; mais ni le droit ni le gauche ne présentent la trace du plus petit abcès. Le cœur, assez volumineux, contient quelques caillots; le ventricule droit en renferme un qui est fibrineux et se prolonge dans l'artère pulmonaire.

Obs. XIII (recueillie par M. Boussy, interne, service
de M. Lancereaux).

Ictere; foie normal; frissons repétes ; etat géneral grave ; autopsie; phlébite adhésive; infarctus dans les reins; calcul dans le canal choledoque.

Pyléphlébite adhésive consécutive à la lithiase
biliaire.

J. (Aug.), âgé de 74 ans, entre le 12 septembre 1877 dans le service de M. Lancereaux, à Saint-Antoine, salle Saint-Antoine, n° 8. Bien portant jusqu'à il y a environ un mois, Josserand s'est vu jaunir de plus en plus, et aujourd'hui il présente une belle teinte ictérique de tout le corps. Volume du foie normal. Diarrhée. État général grave. Pas d'albuminurie.

12 septembre. Soir, grand frisson.

Le 13 T. 37°6 ; soir, 37°.

Le 14. Matin, T. 36° ; soir, frisson, T. 39°6. Râles muqueux à la base d'un poumon.

Le 15. Frisson. Matin, T. 36° ; soir, 39°8.

Le 16. Matin, T. 37° ; soir, 39°.

Le 17. Matin, T. 39°4 ; soir, 37°.

Le 18. Matin. T. 39°. Mort dans la soirée.

A l'autopsie, on trouve de l'endocardite des valvules aortiques et des infarctus dans les reins, les poumons sont œdématiés, le cholédoque est obstrué par un caillot du volume d'un noyau de cerise. Les conduits hépatiques sont dilatés mais ne renferment pas traces de pus.

Sur les divisions de deuxième ordre, la muqueuse est injectée.

Sur les branches correspondantes de la veine porte, on constate une inflammation des veines caractérisée par l'épaississement de leurs parois et 'par la présence de caillots fibrineux.

CHAPITRE IX.

I. — La pyléphlébite suppurative est moins rare que ne le ferait penser la lecture de nos ouvrages classiques.

II. — Elle est très exceptionnellement spontanée.

Les causes habituelles sont :

a — Une blessure de la veine porte.

b — Une ulcération du canal intestinal, de l'appendice iléo-cæcal ou de l'estomac.

c — La suppuration de la rate ou du mésentère.

a — La caséification des ganglions péritonéaux.

— Les abcès du foie, calculs biliaires, kystes hydatiques, inflammations de la capsule de Glisson et périhépatite.

Dans les cas très-rares où l'on ne peut facilement déterminer son point de départ, il existe au moins des causes occasionnelles : maladies à inopexie (pneumonie), alcoolisme, etc.

III. — Les lésions sont celles de la phlébite suppurative commune ; elles portent sur
une portion du système ou sur sa
totalité. En dehors du foie, l'inflammation se propage au péritoine. Dans
le foie, un manchon d'hépatite *raré-
fiante* entoure les veines et permet
leur dilatation.

Les complications métastatiques sont plus
rares que dans les phlébites des membres.

Elle a pour symptômes ordinaires :

IV. — La douleur hépatique et les accès fébriles
violents, irréguliers et fréquents, dès le
début, le pseudo-ictère ou l'ictère vrai,
l'augmentation de volume du foie et de
la rate, le ventre tuméfié, résistant et
sensible, peu ou pas d'ascite, des
troubles digestifs à la période d'état,
enfin l'hecticité, marasme ou adynamie, suivi de collapsus et de mort.

Marche aiguë quasi foudroyante, subaiguë et lente.

V. — Le diagnostic est difficile, mais non impossible : il doit être basé sur la douleur, les frissons irréguliers, l'ictère
et l'intumescence du foie et de la rate.

On pourra la confondre avec la thrombose porte, les abcès du foie, l'angiocholite calculeuse, la fièvre intermittente et rémittente, la péritonite chronique d'emblée.

VI. — Pronostic fatal. Thérapeutique impuissante.

INDEX BIBLIOGRAPHIQUE.

Sasse. — De vasorum sanguiferor inflamm. Dissert. Halae, 1797.

Bichat. — Anatomie générale, t. I, p. 70.

Jobert. — Thèse inaugurale. Paris, 1828, n° 24.

Dance — De la phlébite. (Arch. génér. de méd., décembre, 1828 ; janvier et fevrier, 1829.)

Aullies. — Journal hebdomadaire, 1830.

Arnott. — Sur l'inflammation des veines.

Balling. — Zur Venenentzündung. Wurzburg, 1829, p. 310.

Borie. — La Clinique, 2 mai, 1829.

Bulletin de la Société anatomique, série I, vol. III, n° 258, 1828.

Barzynski. — De Venæ portæ inflamm. Dissert. inaug. Turici, 1838.

Faugonneau-Dufresne. — Gazette médicale. Paris, 1839, p. 724.

Fizeau. — Bibliothèque médicale, t. XXXVIII, p. 209.

Reynaud. — Journal hebdom., n° 43.

Bright. — Report of medical cases.

Andral. — Clinique médicale.

Mohr. — Mediz. centr. Zeitung, 9e année, n° 29.

Cruveilhier. — Anatomie pathologique du genre humain, 16e livraison, pl. 3., in-folio, et Traité d'anatomie pathologique générale. Paris, 1852, t. II.

Schoenlein. — Klinisch Vorlesung. von Guterbœtz. Berlin, 1842.

Mcssow, Roether et Sander. — De pylephlebitide. Dissertat. inaugur. Berlin, 1844.

Waller. — Zeitsch. der Gesellsch. Wiener Aerzte, 1846, t. III, p. 385.

Frey. — Heidelberger Annalen, t. X, 2.

Mess. — Heidelberger Annalen, t. XII, 3.

Bamberger. — Krankheiten der Digestions organe, p. 285.

Lambron. — Observation d'inflammation des veines du foie. Arch. de méd., 1842, 3e série, t. XIV.

Glugn. — Atlas der pathologischen Anat. Ienæ, 1843, 47.

Budd. — Diseases of the liver, p. 170.

Ormero. — Lancet. London, mai, 1840.

Oppolzer. — Prager Vierteljahreschift, t. I, p. 110, 1847.

Roberts. — New-York, Journ. of med. science, analyse in Arch. génér. de méd., 4ᵉ série, t. XXII, p. 477.

Hillairet. — Union médicale, 1849, p. 262.

Resteven. — London, medical Gaz. Déc., 1850.

Marotte. — Revue médico-chirurgicale. Paris, mars, 1850.

Law. — Dublin, quarterly Journ. February, 1851. p. 238.

Reuter. — Ueber Entzund d. Pfortader. Dissert. in augur. Nuremberg, 1851.

Breithaupt. — Preuss Vereinszeitung, nᵒ 47, 1851.

F. Leudet. — Archives de méd., 1853, février, 5ᵉ série, t. I.

Henoch. — Klinik der Unterleibs Krankh, p. 188. Berlin, 1852.

Buhl. — Zeitschrift fur rationnelle Medicin., 1854, p. 348, nouv. série, t. II, p. 3.

Langwaagen. — De venæ portæ inflamm. Dissert. inaug. Leips., 1855.

Dolbeau. — Bulletins de la Société d'anatomique vol. II, p. 116, 1857.

Lebert. — Traité d'anatomie pathologique générale et spéciale. Paris, 1861, t. II, in-folio avec pl.

Brestow. — Transact. of the patholog. Society, t. IX, p. 279

Virchow. — Gesammelte Abhandl, p. 572.

Leudet. — Clinique médicale de l'Hôtel-Dieu de Rouen. Paris 1874, p. 7., p. 15.

Malmsten, Axel Key. — Suppurativ pylephlebit beroende, par brandig afstötning af processus vermiformis. Nordisk. med. Archiv., 1869.

Bernheim. — Revue médicale de l'est, 1872.

Pagne. — Two cases of suppuration in the appendix vermiformis. (Trans. patholog. Lociety, 1871.)

Quenu. — Gaz. méd. de Paris, 1878 nᵒ 51-52.

Revue des sciences, VII, 515.

Frerichs. — Traité des maladies du foie. — [Traduction française de Dumenil et Pelagot, 4ᵉ édit., 1877·

Murchison. — Leçons sur les maladies du foie.

TABLE DES MATIÈRES

Paris — A. PARENT, imp de la Faculté de Medecine, r M.-le-Prince, 29-31.

www.ingramcontent.com/pod-product-compliance
Ingram Content Group UK Ltd.
Pitfield, Milton Keynes, MK11 3LW, UK
UKHW020306130726
13696UKWH00003B/909